好眼睛
陪我到100岁

HAOYANJING PEIWO DAO 100 SUI

萧裕泉　编著

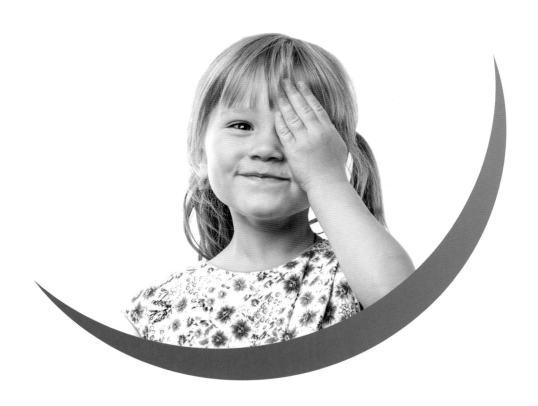

中国科学技术大学出版社

安徽省版权局著作权合同登记号：第12171739号

本书中文繁体字版本由四块玉文创有限公司在中国台湾出版，今授权中国科学技术大学出版社在中国大陆地区出版其中文简体字平装版本。该出版权受法律保护，未经书面同意，任何机构与个人不得以任何形式进行复制、转载。

项目合作：锐拓传媒copyright@rightol.com

图书在版编目（CIP）数据

好眼睛陪我到100岁/萧裕泉编著.—合肥：中国科学技术大学出版社，2018.9
ISBN 978-7-312-04415-1

Ⅰ.好…　Ⅱ.萧…　Ⅲ.眼—保健—手册　Ⅳ.R77-62

中国版本图书馆CIP数据核字(2018)第019968号

出版	中国科学技术大学出版社
	安徽省合肥市金寨路96号，230026
	http://press.ustc.edu.cn
	https://zgkxjsdxcbs.tmall.com
印刷	安徽国文彩印有限公司
发行	中国科学技术大学出版社
经销	全国新华书店
开本	787 mm×1092 mm　1/16
印张	15.75
字数	291千
版次	2018年9月第1版
印次	2018年9月第1次印刷
定价	68.00元

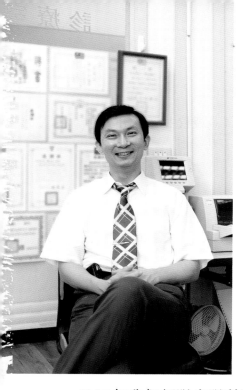

自序

　　眼睛是人体中最精致，也是最脆弱的器官。拥有一双令人称羡的美丽明亮的灵魂之窗，是大家终其一生的追求。随着时代发展，医疗技术不断地进步，国民平均寿命延长。牙齿掉了，可以植牙或另制义齿；肾脏坏了，也可以利用肾脏移植技术换置一个肾脏；觉得五官不够清秀端正，借助整形手术，就算丑小鸭也能够变成美丽的天鹅。唯独眼睛，如果没有照顾好、看不见了，有时就算再厉害的医生也回天乏术。因此，如何保护并预防眼睛的疾病，避免造成无法改变的遗憾，就成为非常重要的课题。

　　2005年我们新眼光眼科诊所就出版了《抛开眼镜视界亮起来——全民护眼运动》一书，以浅显的文字叙述和解说，加上诊所自己拍摄的照片，介绍了眼科中常见的疾病及其治疗原则，除可提供给同行医疗人员作为参考之外，还可以让一般大众简单轻松地由书中的介绍了解自己眼睛的问题，更加容易理解医生对自身疾病的诊断与治疗的意义。

　　首先，处于基层医疗院所的我们，其实相当艰辛，面对种种压力，既要能提供相对高质量的医疗服务，又要顾全医保制度，面临巨大挑战。新眼光眼科诊所在时代的压力下前进，仍旧秉持初心，为大众提供优质良好的医疗质量，给患者提供高品质的医疗服务，另外，各项医疗硬件与软件也不断提升。

　　再者，随着时代进步，医疗技术也一直更新，相同的眼疾，也会有新的医疗方式。本书不同于市面上的出版物，全书内容大部分取自诊所多年的临床实际病例，省略了艰涩的医学名词，以浅显口语化的文字，搭配诊所现场医护人员工作模拟拍摄的图片，目的是希望以最真实的门诊经验，简洁地介绍眼科知识，也期望患者阅读本书后可以减少就诊及手术时的担心。

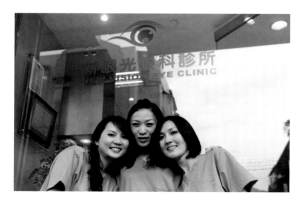

　　最后，期望不只是眼科，也包括所有从事医疗行业的人员，都能共同努力，以医疗团队合作的方式，继续以感性的方式为病患提供最佳的医疗服务。

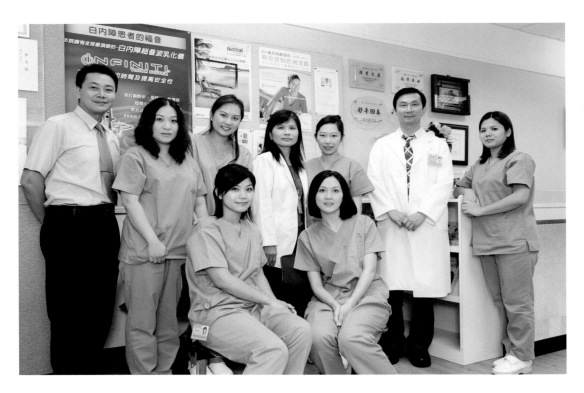

感谢

　　本书的数据收集、照片、图片及文字整理都由诊所工作人员及本人利用门诊及手术空档进行，在此特别感谢从医多年以来，一直默默在背后支持我的妻子、女儿们以及其他家人们。更感谢陪着新眼光眼科诊所一路走来的患者粉丝们，由于你们的支持，我们才有收入并持续茁壮进步。还有所有一起在诊所打拼的工作同仁们，日复一日面对病患的疑问，总能保持高度的耐心和专业，让我们的诊所服务变得更好。本书的完成特别感谢曾雅蕾护理师及高微闵护理师，他们在工作之余一起参与了该书的文案编辑制作。在柔和的"威胁"下，无奈配合照片拍摄的每一位低调却认真工作的伙伴们，在此一并感谢你们：郑玠峰医生、曾泓杰医生、曾雅蕾、陈怡伶、高微闵、廖紫吟、陈柏蓁、陈丽媛、郭玲吟、林冈辉、周有发及本院患者们。

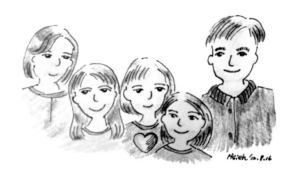

眼科专科医生

2012 年 8 月 16 日

前言——知己知眼 百战百胜

一、眼睛的重要性

眼睛是灵魂之窗，倘若上帝没能给人类一双明眸，我们该如何看见多彩多姿的世界？(图1)现代科技所带来的声光刺激远较以前高出许多，许多人在儿童时期就已成了"四眼"一族，等到高中毕业时早已后悔莫及，而成了高度近视一族(近视高于600度者)。现今虽然医学发达，能以激光手术矫正视力而摘掉厚重的眼镜，但固本远比事后补救更加安全可靠，爱护灵魂之窗才是根本之道。

你对视力保健了解多少？长期盯着计算机、电视屏幕，过度用眼的结果可是会让眼睛受不了的！建议平常多看远方，少玩电子游戏或看电视，每30分钟让眼睛休息片刻，假日时多外出踏青，青山绿水除了能放松心情，对眼睛更是益处多多。让我们来了解眼睛结构及眼睛功能的基本常识吧！

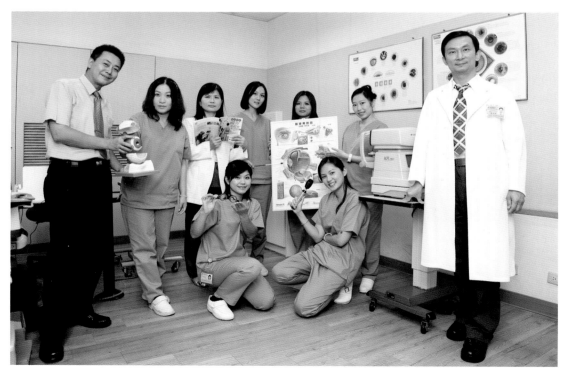

图1　眼睛是灵魂之窗，倘若上帝没能给人类一双明眸，我们该如何看见多彩多姿的世界？

二、眼睛结构面面观

眼睛的结构与功能和相机是非常相似的，眼皮就像是个镜头盖，保护着角膜不受外界伤害，而角膜则像是相机镜头，能让光线进入，虹膜及瞳孔就如同光圈，控制着入眼的光线量，晶状体类似调整焦距的机器，可自动对焦，玻璃体像是暗箱，视网膜就好比拍照所需的底片，借助感光将光线影像转为电波(流)经视神经传到大脑，进而在大脑内产生视觉(图2)。

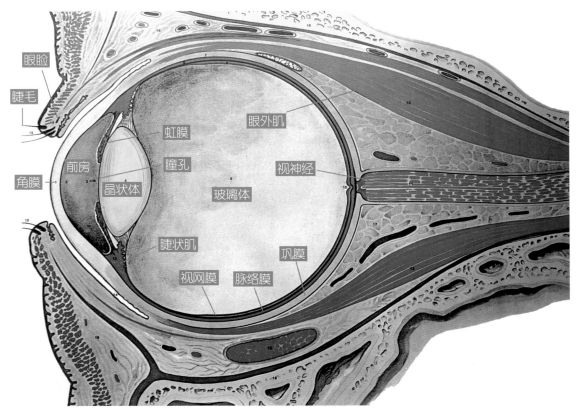

图2　眼球构造图

（一）眼睛周边的构造说明

1.眼睑：盖住眼睛可以见到的部分。眨眼的时候，眼睑会像雨刷般有规律地运动，清洁并润湿角膜表面，并使泪液均匀分布于角膜及结膜上，而平常眨动一次大约耗时四十分之一秒。

2.睫毛：长在眼睑边缘，可阻挡风沙，避免灰尘弄脏眼睛。

3. 睑板：分布在睫毛根部，主要是分泌油脂，能润湿并清洁角膜，也是泪液成分的一部分。

4. 泪腺：分泌的泪水不仅可当作眼睛暴露部分的润湿剂，而且由于泪水里含有一种"溶菌酵素"及"抗体"，因此同时也具杀菌作用；另外，泪水内含乳铁蛋白，也具有保护角膜的作用。

5. 鼻泪管：鼻旁的眼睑上有两条小管，一条在上眼睑，一条则在下眼睑，两条导管连成一条管，将"用过的"泪液往下导入鼻内。

6. 眼外肌：两个眼球旁边及眼球后方都有六条眼外肌(这种眼外肌属随意肌)，可使两个眼球上下左右随意且协调地转动。

（二）眼球的构造

1. 巩膜(sclera)：位于眼球壁的最外层，由结缔组织构成，因此相当强韧，也因呈现白色，故一般俗称"眼白"。它可保护眼球内部构造，并维持眼球形状不变形。

2. 脉络膜(choroid)：位于眼球的中层，由结缔组织构成，内含的黑色素可吸收光线，并隔离巩膜内外的光线，且有许多血管为眼球提供营养，其前部特化为睫状体、虹膜、悬韧带三部分。

3. 视网膜(retina)：位于眼球壁的最内层，是由一层色素细胞及多层神经细胞构成的，色素细胞层与脉络膜相接。视网膜为眼睛的光感觉部分，其中含视杆细胞(rod cell)及视锥细胞(cone cell)，视杆细胞负责黑暗中的视觉，视锥细胞负责敏锐视觉的感应，当这两种细胞受刺激时，视网膜的神经信号经由视神经传达到大脑皮层，如此方能产生视觉效果。

4. 角膜(cornea)：位于眼球的正前方，略微向外凸，构造上为巩膜的前部，呈薄而透明状。角膜可让光线进入眼内，当光线通过角膜时会产生折射。换句话说，它提供绝大部分眼球折射屈光的功能。

5. 睫状体(ciliary body)：由脉络膜前端增厚特化而成，位于视网膜前缘及虹膜后缘之间，内含的肌肉称为睫状肌。

6. 睫状肌(ciliary muscle)：两组平滑肌纤维构成经线纤维(meridional fibers)及环形纤维(circumferential fibers)。当这些肌纤维收缩时悬韧带被拉向前，于是减少对晶体的张力，其作用类似括约肌，收缩使附着悬韧带圆圈的直径缩小，于是对晶体的拉力减少，使眼睛能够对近物聚焦。

7. 虹膜(iris)：位于睫状体的前端，由环状和辐射状排列的平滑肌构成，虹膜内含黑色素，但含量的多寡不一，倘若黑色素较少，多半会留在虹膜的底层。虹膜的颜色较淡，会随色素递减而从淡褐绿色变成灰色或蓝色，东方人色素含量较多，西方人则较少，它的主要功能在于调节进入眼球的光量。

8. 瞳孔(pupil)：虹膜中央有一孔，光会由这个小孔通过，瞳孔则随光线的减弱而放大，反之则缩小，以控制光线落在视网膜上的亮度。

9. 悬韧带(suspensory ligament)：一端连接睫状体，另一端则有支持晶状体的功能。

10. 视神经盘(optic disc)：位于中央窝(黄斑)稍下方，为视神经通出之处，该处的视网膜没有感光的神经细胞，也就是没有视杆细胞和视锥细胞，因此在此处会形成一个盲点(blind spot)。

11. 黄斑部(macula)：位于视网膜中央，它是视力最敏锐的地方，此区域的中央部位称为中央凹(fovea)，内部全部是视锥细胞，具有最敏锐的视力。视网膜如同电视机整个画面，而黄斑部负责视力的部位就像电视机画面中央的2/3，所以如果黄斑部有问题，就会造成电视机中央2/3的画面模糊，当然也就不知道这台电视机在播什么了(图3、图4)。

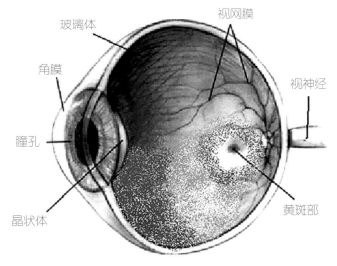

图 3　黄斑部位于瞳孔正后方的视网膜上，是视网膜最重要的位置

12. 晶状体(lens)：有强韧弹性的被膜，利用其形状的改变，调整整个眼球的焦距，使物像落在视网膜上。

13. 房水(aqueous humor)：所含成分几乎都是水，以维持一定压力，保持眼球形状，而房水内含葡萄糖及其他养分，可滋养角膜和晶状体。

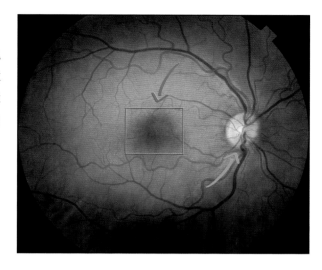

图4　黄斑部的位置(蓝箭头所指颜色较深处)在视神经(绿箭头所指黄色盘状结构)的旁边，它是视网膜负责视力最重要的位置，方框内就是视网膜内负责视力的范围

三、我的眼睛健康吗?

假如身体有些部位发炎，通常就会出现发烧的症状以作为一种警示，其实，眼睛有时也会透露一些小信息，告诉你身体出现了小毛病！但这些信息，有些是可以自己感觉出来，并做出初步判断的，但也不可取代医生的诊疗，小毛病还是得注意才能安心。

以下提出一些与眼睛疾病相关的症状，供读者作为参考，但还是要再三强调，这些都只是简易的自我测试，只能提供眼疾自我判断的方向，眼睛不适最好尽早求医，如此才是保护眼睛的最好做法。

（一）由自己察觉的症状来判断可能患有的眼疾

1. 视力忽然快速减退

可能患有视网膜动脉或静脉阻塞、视网膜出血、中风前兆、玻璃体积血、视网膜脱离、急性青光眼、视神经炎、偏头痛。

2. 视力逐渐模糊

可能患有白内障、视神经萎缩、视网膜色素变性、慢性青光眼、糖尿病、虹睫炎。

3. 看见黑点或黑影晃动

可能患有玻璃体混浊、玻璃体积血、玻璃体脱离、视神经炎、视网膜脱离。

4. 看见闪光及黑点穿梭

可能患有玻璃体混浊、玻璃体积血、玻璃体脱离、视神经炎、视网膜脱离。

5. 所看到的物体都扭曲变形

可能患有中心性视网膜脉络膜炎、黄斑部水肿、黄斑部病变或出血。

6. 把一个东西看成两个

可能患有眼外肌麻痹(这可能由第三、四、六对脑神经麻痹所造成)、白内障。

7. 看见灯泡外围有彩虹样光圈

可能患有青光眼、白内障、虹睫炎、眼角膜水肿、角膜炎。

8. 怕光

可能患有干眼症、角膜炎、角膜破皮、虹睫炎。若是婴儿，则可能患有先天性青光眼。另外，在遇强光刺激或点散瞳药使瞳孔散大等情况下，眼睛也容易怕光。

9. 眼睛痒

可能患有过敏性结膜炎。

10. 眼睛干涩

可能患有干眼症、慢性结膜炎，但也可能由睡眠不足，或工作过度劳累、注视计算机屏幕过久等过度使用眼睛造成。

11. 眼睛痛

可能患有青光眼、虹睫炎、眼睑发炎、长针眼(即睑腺炎、麦粒肿)、眼球内发炎、眼睛疲累、角膜炎、干眼症。

12. 易流泪

可能患有角膜结成异物、结膜炎、倒睫毛、角膜炎、鼻泪管堵塞、过敏性结膜炎、眼睑外翻、干眼症。

13. 眼睛有异物的感觉

可能是倒睫、角膜异物、结膜异物、过敏性结膜炎、慢性结膜炎、干眼症。

（二）由其他征状来判断可能患的眼疾

征　状	可能患的眼疾
眼睛红且分泌物多	急性传染性结膜炎
眼睛红、疼痛且视力减退	急性青光眼、角膜炎、虹睫炎
眼睛红，但不痛不痒且视力不变	结膜下出血
眼白，特别是鼻侧部分，长出三角形淡红色肉片并向角膜方向延伸	眼翳(翼状胬肉)
眼珠(角膜)外有一圈(或半圈)白色环状物	老人环
角膜内外侧缘长出黄白色略隆起的小斑块	睑裂斑
眼皮肿胀疼痛	针眼(麦粒肿)、眼睑发炎、过敏性结膜炎
眼睑尤其是鼻侧内眼角上下有黄色略鼓起之斑块，多见于中年女性脸上	眼睑黄斑瘤
两眼睑缘高度不高	眼睑下垂、重症肌无力症
常眨眼睛	倒睫毛、眼睛疲劳、眼睑挛、过敏性结膜炎、心理因素如紧张等
眼白露出太多	甲状腺突眼症，这是由于交感神经亢进、眼睑提肌退缩所造成的
眼球凸出	甲状腺功能异常、眼窝肿瘤、眼窝蜂窝性组织炎、眼窝骨畸形、血管畸形瘤
眼球晃动	眼球震颤、脑干损伤
白色的瞳孔(猫瞳)	视网膜母细胞瘤、早产儿视网膜症、先天性白内障
瞳孔散大	可能点过散瞳剂、虹膜手术后或外伤后、脑干损伤
眼泪多而且挤压内眼角有脓状的分泌物	慢性泪囊炎
看自己的照片，发现照片中的自己两眼角膜上的光反射点不在角膜中心	斜视

四、眼睛不好，也常是其他疾病的初期症状哦

1. 眼眶湿润可能是感冒的症状。

2. 眼球突出或阅读困难，有可能是甲状腺出了问题。

3. 过敏症也会反映在眼睛上，会出现一些像眼睛痒或流眼泪之类的症状。

4. 眼睛泛黄除了是黄疸所造成的外，还可能是肝炎、胆囊疾病及胆结石的征兆。

5. 眼白处常出血(结膜下出血)（图5）：可能要检查自己是否有高血压、糖尿病或肝脏疾病。

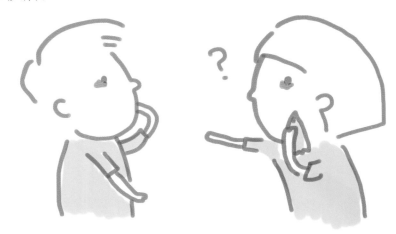

图5　结膜下出血

目录

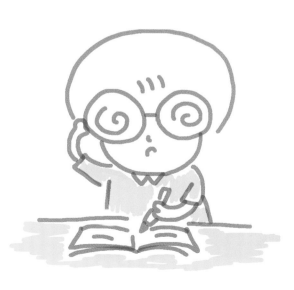

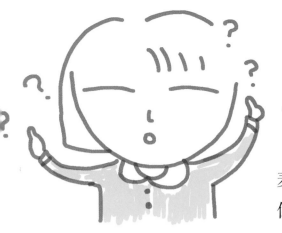

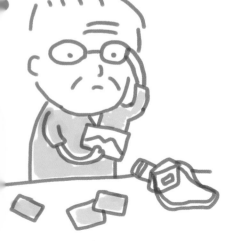

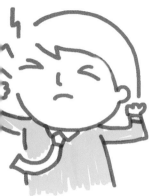

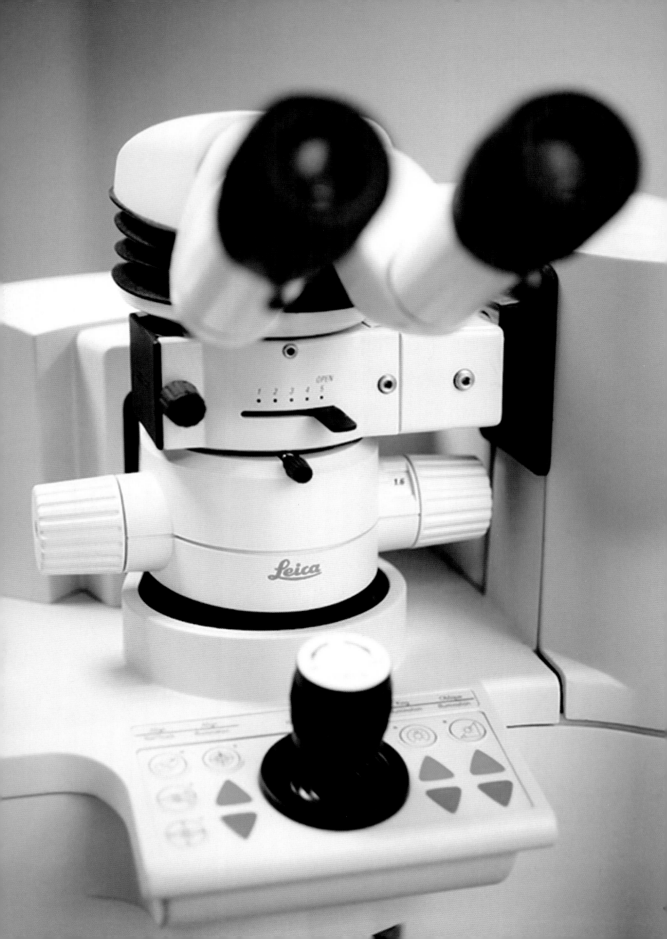

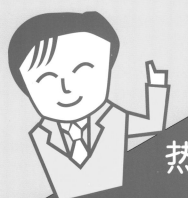

热门篇

想要眼睛清澈又明亮！"近视激光矫正手术"，甚至"人工晶状体"……最热门的爱眼新知，为您的困扰，找出最佳解决之道！

人工晶状体的选择

　　长住加拿大的Lucy阿姨回国了，行前在电子邮件中询问我各种人工晶状体的功能，因为在国外医疗环境不如中国方便，花费上在国内也相对便宜很多*。Lucy阿姨的邻居也是趁去年回国的两个月时间，完成了两眼白内障手术及人工晶状体置换，在医生的建议下，因为又没其他眼科疾病的干扰，可以考虑多功能人工晶状体来解决自己看远看近都得戴眼镜的问题。在手术之后回加拿大的生活中，不论是看公文、使用计算机还是登山，她都不再需要依赖眼镜了，不仅解决了白内障，生活也轻松许多，整天笑脸盈盈，看起来年轻很多。阿姨羡慕不已，但又听说这种智能型的人工晶状体有很多种，到底要如何选择呢？

　　白内障早期的症状是视觉逐渐模糊，有时会畏光且光线周围出现光圈，看东西时觉得影像的颜色不够鲜明、较暗。现今有各种智能型的人工晶状体取代过去传统式的人工晶状体，也因为大众对生活质量的要求愈来愈高，单纯的"看得到"已经无法满足一般人的需求了。

　　我们在手术前选择人工晶状体镜片，就如同选购智能手机一样，功能上越多元化，生活上就越便利。对于大部分的白内障病患来说，任何智能型的人工晶状体都可以采用，功能越多的人工晶状体，它的矫正功能也就越多，从理论上来说，患者使用后的满意度也就越高(图1、图2)。

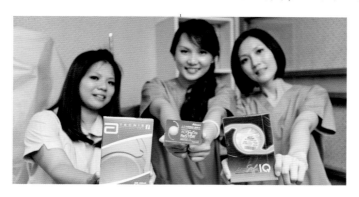

图1　目前有各式各样的人工晶状体可供白内障患者选择，现代的白内障手术不仅要解决白内障，也要同时矫正眼睛的其他问题，如夜间视力不佳、近视、远视、散光、老花眼等问题

---

　　* 本书内容已根据中国大陆的表述习惯及实际情况作相应修改。

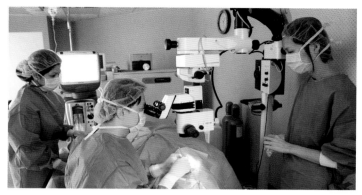

图2　白内障手术属于显微手术，必须由眼科专科医生在专业眼科诊所或医院进行，专业的医疗团队及设备更能够提供绝佳的手术质量

大致上，智能型的人工晶状体依据颜色及功能可分为四大类：

一、软性非球面人工晶状体

非球面人工晶状体的设计可以减少球面像差，球面像差的意思就是，越在镜片的边缘，度数的差别就越大。这样的"非球面"设计可以提升夜间的视力(图3)。

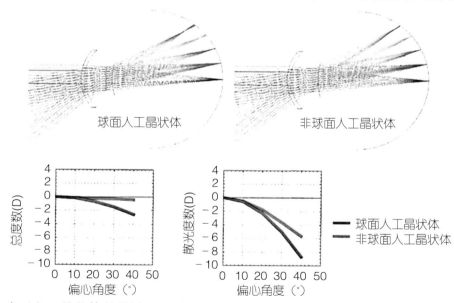

图3　非球面人工晶状体的设计可以减少球面像差，球面像差的意思就是越靠近镜片的边缘，度数的差别越大。图中绿色的线是球面人工晶状体在镜片边缘40度的地方，度数可以相差200度以上，而红色线是非球面人工晶状体，就没有这么大的差别。这样的"非球面"设计可以使夜间瞳孔大的时候，即使影像透过镜片边缘，视力也能够不受干扰(译自Journal of Cataract & Refractive Surgery，2006(32))

二、矫正散光的软性非球面人工晶状体

许多白内障病患也有散光的问题，选择这种镜片也可以同时矫正散光(图4)。

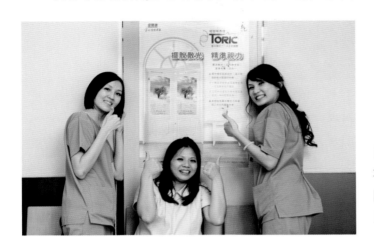

图4　矫正散光的人工晶状体也有非球面的设计。对于既有白内障又有散光的患者，使用这种镜片可以同时解决白内障及散光

三、矫正老花眼的衍射型多焦点软性非球面人工晶状体

由于老年人的人工晶状体不像年轻人的晶状体，可做看远看近的调节，若装上矫正老花眼的衍射型多焦点软性非球面人工晶状体，就可以在解决白内障的同时，一并处理老花眼的问题，让手术后的患者同时摆脱老花眼的困扰(图5、图6)。

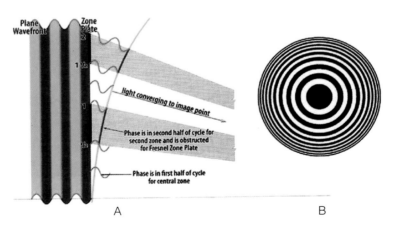

图5　衍射型多焦点人工晶状体的设计，利用镜片中心的外围第2～4圈来看近的距离，中间第5～6圈是看中距离的，最外圈和镜片中心一样都是看远距离的
(Journal of Cataract & Refractive Surgery，2006(32))

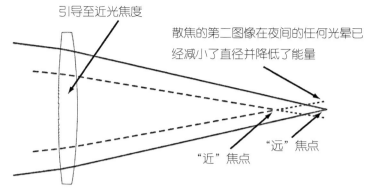

只有中心衍射区域将光
引导至近光焦度

散焦的第二图像在夜间的任何光晕已
经减小了直径并降低了能量

"近"焦点

"远"焦点

图6　衍射型多焦点人工晶状体，在使用上会受到光线的影响，在光线正常时视力看远看近的感觉较正常；但在光线昏暗的情况下，看远处的视力还保持得可以，但是看近处的视力就会受到影响(译自Journal of Cataract & Refractive Surgery，2006(32))

四、矫正散光及老花眼的衍射型多焦点软性非球面人工晶状体

由于白内障患者很多也都有散光的问题，装这种镜片就可以同时解决白内障、散光及老视(老花)的问题。

目前人工晶状体有多家厂商可供选择，由于专利上的限制，有些镜片是透明的，有些是黄色的，甚至有些是淡紫色的，这些镜片都可以阻挡一般的紫外线来保护视网膜。黄色的人工晶状体除了可以过滤紫外线之外，更可以阻隔对眼睛有害的蓝光，黄色的设计可以提升夜间的视力及看东西的景深。

因为手术只有一次机会，所以手术前审慎选择符合自己需要的人工晶状体是相当重要的。因为基于安全考虑，植入的人工晶状体绝不会轻易取出更换，所以选择人工晶状体就像选择婚姻中的另一半一样，都是不可轻易更换的。

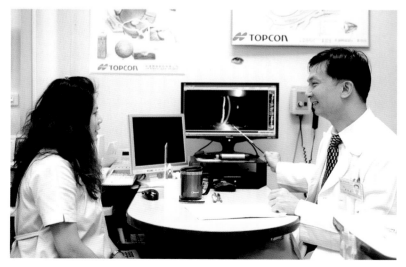

角膜塑形术

"妈妈，上体育课打球戴眼镜好不方便哦"；"因为工作需求，需要佩戴隐形眼镜，但是眼睛好干好痒"；"每天都滴控制度数的眼药水了，但是眼睛的度数还是不断增加"。相信这些是经常困扰大家的问题。

大家总是希望能找到个既方便日常生活，又能控制度数的好方法，来解决佩戴眼镜的不方便、减少白天长时间佩戴隐形眼镜的不舒适感，当然，家长也希望孩子能用最方便的方法来控制近视度数的增加，如果既不用天天滴控制度数的药水，又不用常常戴着眼镜，就能看得清晰，活动方便，那就太棒了！

一般治疗近视会先建议使用睫状肌麻痹剂，即通称的散瞳剂，来帮助学龄期儿童及青少年控制度数的加深，若是度数持续加深超过150度则需佩戴眼镜，避免上课时看不清楚板书而影响学业；若度数仍然持续加深，则可考虑佩戴近视矫正镜片，也就是所谓的"角膜塑形镜片"。

角膜塑形术简介

角膜塑形术(Orthokeratology，Ortho-K)又称角膜屈光矫正(corneal refractive therapy，CRT)，是一种安全、方便、舒适的近视治疗方式。在西方国家经历约25年的发展，由于材料科技及计算机分析软件的进步，在制作镜片上不断进步，自1998年以来有相当大的成果，并在临床上开始大量使用，成效显著且研究报告均证明角膜塑形术是一种安全又有成效的方法。

这种安全且方便的近视治疗技术——角膜塑形术，能免除近视手术的风险，这对于近视不想戴眼镜且又怕近视手术后遗症的患者而言，无疑是一大福音及最佳选择。角膜塑形术的原理是采用最新高透氧材质(rigid gas permeable material，RGP)，它的透氧率(DK值)大于100，并经由计算机分析软件设计而制成高度透氧并具有矫正功能的特殊隐形镜片，这种高科技制作的特殊镜片能对富有弹性的眼角膜进行轻软而无痛的压迫，塑造眼角膜的中央光学区部分趋于平坦，进而达到治疗近视的目的(图1、图2)。

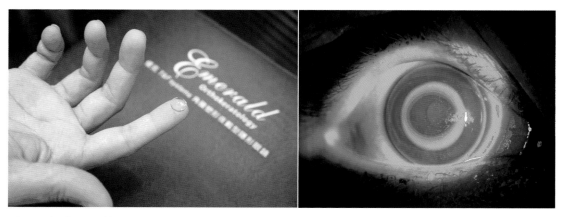

图1　角膜塑形镜片是一种特殊的镜片，能对富有弹性的眼角膜进行轻软而无痛的压迫，塑造眼角膜的中央光学区部分趋于平坦，进而达到治疗近视的目的

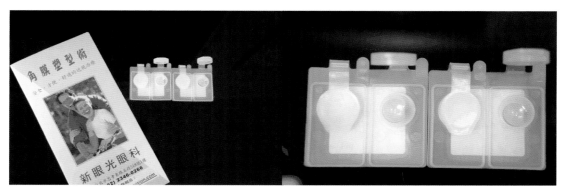

图2　角膜塑形术是在滴散瞳剂控制近视加深效果不佳时的最后选择，是一种选择性的治疗方式，也就是没有办法的办法

　　角膜塑形术治疗近视及散光的成功率在90%以上，大部分患者的近视及散光皆可降低或消失，疗程为2~3周，最快者3~7天即有成效，患者于每天晚上睡觉时佩戴，整个治疗过程简单方便，如同佩戴一般的隐形眼镜一样，更不需要冒着接受近视手术的风险，无后遗症。而且许多统计结果显示，角膜塑形术更可以解决青少年度数一直加深的问题。因此，这一项治疗近视的新技术不仅可以降低或消除近视，还可以进一步阻止近视度数的加深。

历史与背景

　　"角膜屈光治疗法"原名为"角膜塑形法"，英文名为Orthokeratology，它是利用硬式隐形眼镜使近视度数降低的一种方法。硬式隐形眼镜早于1940年代便开始在市场上贩卖使用，1962年，一位美国医生杰森，首先发现硬式隐形眼镜可以改变角膜的弧度，并且可以减少近视的度数，该项技术慢慢地得到其他医生的肯定，到1993年，在美国已经有1200万人接受过角膜塑形法的治疗。

但早期的硬式隐形眼镜的材质为一种聚甲基丙烯酸甲酯(PMMA)的聚合物，完全不透氧，只能在白天佩戴，需要经常更换镜片，十分不便，而且效果也不是很理想，平均只能降低近视一百多度，最多三百度，因此，使用上并不流行，而近几年来，由于高透氧镜片材质问世，镜片的生产技术进步，以及人类对于角膜的生理及解剖学等有更多的认识，加上视光学的迅速发展，隐形眼镜的验配技术有了突破性的改变，产生了现代的"角膜塑形学"。1997年，Dr. Reim 发明出夜戴型的角膜塑形(OK)镜片，由于使用方便，效果也不错，于是，角膜塑形法慢慢地流行起来，经过多年的经验和改良，新的角膜矫正镜片甚至可以降低近视达1000度，而且，角膜炎的发生率也比以前少，于是立刻风行全球很多国家和地区。

传统的角膜塑形法只用于降低近视，但目前最新的矫正镜片，功能不只是降低近视，还可以矫正散光和远视，并有控制青少年近视度数加深的作用。因此，2001年9月在美国将其更名为角膜屈光治疗法(CRT)。

最新的角膜屈光治疗隐形眼镜，其材质为高透氧的聚合物，每片镜片可设计4~5条或更多条不同的弧度。其中第二和第三条弧度的曲率比镜片基底弧度小。视力不良患者只需就寝前佩戴，经过夜间矫正，次日起床取下，不需戴眼镜便可拥有清晰的视力。

镜片的设计主要根据患者的近视度数和角膜中央的曲率半径，另外再参考角膜直径、外围角膜弧度、偏心率等数值加以进一步校正(图3)。

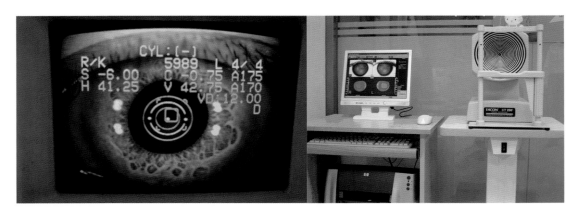

图3　镜片的设计主要根据患者的近视度数和角膜中央的曲率半径，另外再参考角膜直径、外围角膜弧度、偏心率等数值加以量身定制

8

因此，针对近视度数较高或角膜中央曲率较平坦的患者，沿用传统的四弧区设计镜片，可能要多次更换镜片，使角膜逐渐适应较高的压力。

因而，针对高度近视，有必要改变传统的矫形镜片设计，令镜片的负压弧相对于基弧的改变大幅度减少但又不能减低负压的拉力，减少角膜因受负压力影响而产生的不规则扭曲现象(Distortion)。

除了正常的验光和检查眼睛外，用角膜地形图仪(Topography)或眼节前分析测量系统(Pentacam)扫描角膜表面是验配角膜屈光治疗镜片的必需检查，而且它们也是最昂贵的设备。角膜地形图仪或眼节前分析测量系统可协助医生更准确地定制镜片，亦是目前唯一可准确显示角膜变化的仪器。无论任何角膜屈光治疗镜片，成功率均在90％左右，而角膜地形图仪或眼节前分析测量系统可帮助医生找出角膜屈光治疗镜片效果不理想的原因，如镜片偏离中心、中心岛、镜片过紧等。角膜地形图仪可准确地显示镜片的有效区，特别是当患者使用夜戴型镜片发生问题时，医生可以用角膜地形图仪或眼节前分析测量系统的地形图判别镜片的位置，加以分析，进而采取相应的改善方法(图4、图5、图6)。

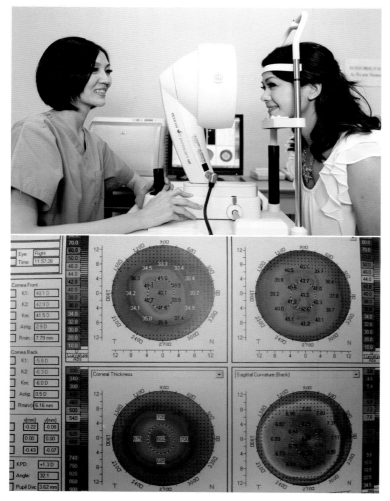

图4　眼节前分析测量系统(Pentacam)：可以做3D角膜弧度检查及测量

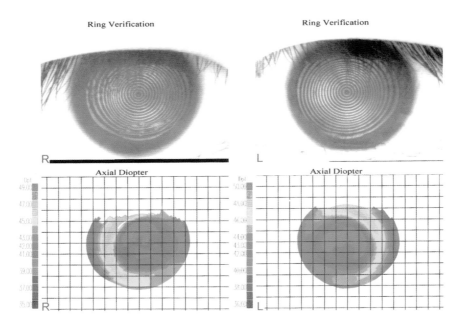

图5　角膜地形图：病例A在矫正之前的形状，近视500度

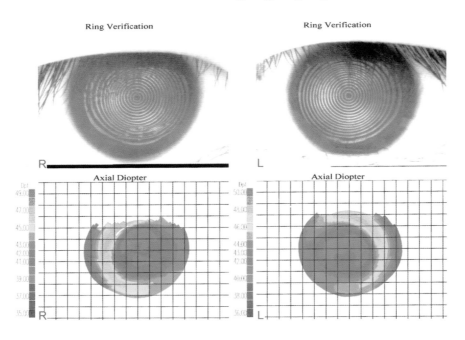

图6　角膜地形图：病例A在矫正之后的形状，中间压平，视力为1.0

镜片的作用原理和角膜的变化

根据目前的认知，一般认为镜片作用主要是流体力学和推拉作用的结合。由于镜片的内弧(凹面)可能由3～5条截然不同的弧度组成，而外弧(凸面)一般是由1～2条较接近的非球面弧组成的，因而，当眨眼使镜片移动时，泪水可在相同时间内由镜片的一侧，通过镜片的外弧和内弧流向另一侧。而在这同一时段内，泪水所经过的内弧路程远较外弧长，这便产生了一种对角膜的拉力。

镜片基底弧度较角膜平坦，亦对角膜产生一种自然压力；基于力学的原理，镜片基弧面与角膜的这种接触，使角膜中央表面变得更平坦，而中央区周围却变得更弯曲，但皆有可逆性。

有些学者发现角膜屈光治疗后，中心厚度变薄，而中心区周围变厚，相信是角膜上皮移位的结果，于是角膜中心改变，变得比较平，使近视度数降低，但如果停止佩戴镜片，则角膜上皮会移回原位，而角膜也恢复原状，因此，角膜屈光治疗法是"可逆性"地降低近视的方法，这与开刀或激光矫正近视有明显的差异。

一般小朋友佩戴角膜塑形镜片需家长协助，在佩戴前会先做角膜断层地形图及度数、弧度相关的检查，确定是否适合佩戴，再挑选近似于其角膜弧度的试戴片让小朋友试戴，若小朋友能够接受这样的矫正治疗，再依其角膜弧度及度数量身定做。

"可是电视新闻上经常说有人戴隐形眼镜戴得眼睛受伤甚至失明，那小朋友戴角膜塑形片会不会这样啊？"没错，角膜塑形镜片使用不当的确会造成角膜受伤或感染，因此在使用上若有任何不适，均需立即停戴，且回诊让医生检查，切勿继续使用。

有的家长还会问："我好像听小孩同学的家长说过，是晚上睡觉戴隐形眼镜，就变得不近视不用再戴眼镜了，可是小朋友那么小可以戴隐形眼镜吗？"其实角膜塑形镜片像是一种晚上睡觉时佩戴的隐形眼镜，只能睡觉时使用，每日需佩戴8小时且持续使用至18～20岁，可控制度数或延缓其近视加深的速度。

当然家长也常问："那佩戴角膜塑形镜片后，度数就真的不会再加深了吗？"

没有一种治疗方法是完全可以保证效果的，佩戴角膜塑形镜片是在长期使用睫状肌麻痹剂控制的情况下，度数仍然持续加深时才建议使用的。但在使用角膜塑形镜片控制的情况下，度数仍然持续加深的小朋友，若没有使用角膜塑形镜片，加深的速度及幅度恐怕更加严重。

角膜塑形术是当其他方法都无法发挥效果时的一种选择性的治疗方式，也就是没有办法的办法。因此，在佩戴前，儿童需做完整的检查，且家长和儿童本身应在完全了解其使用方式及可能发生的状况后，遵照院方教导方式使用，并与医生完全配合，方能发挥其最大的治疗效果并避免因使用不当而造成的眼睛不适现象的发生(图7)。

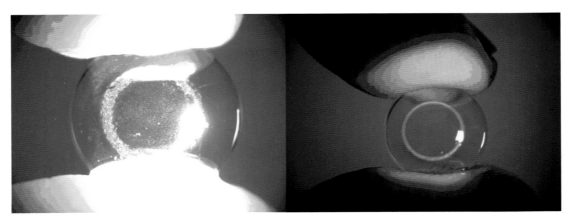

图7　角膜塑形片使用一段时间后假若清洁不彻底，就会产生蛋白质沉积，由图可见中央环有明显的蛋白质堆积，左图是白色的，右图是黄色的。这样的镜片戴起来容易造成眼睛发炎，角膜也容易受损伤，矫正视力的效果也会大打折扣

目前国家有关部门批准上市的角膜塑形镜片，近视控制效果卓越、安全温和、免开刀、免除白天戴眼镜的困扰，又能有效地控制度数增加，但需要经过眼科专业医生评估才可佩戴。只要晚上睡觉时戴6～8小时，睡醒后取下镜片，就可以让您在白天拥有清晰良好的视力。

角膜塑形镜片矫正的适合对象

什么人适合做角膜塑形术呢？

眼睛无其他疾患，近视1000度以下，散光250度以下均可使用，但这唯有经过眼科专业医生详细检查并告知后才能确定。它的优点是对于7岁以上尤其是视力发展尚未稳定的儿童或青少年患者具有良好的疗效，因为在这个年纪的小朋友，他们的眼睛度数还有可能会再加深，一般来说治疗上没有度数的限制，除了高度近视患者需要耗费较长的治疗时间以外，近视600度、散光300

度以内的患者，效果最佳。

平时可让使用者便于从事各种陆上和水上运动，也没有戴近视眼镜不美观的困扰。中性镜片易清洗，不易吸附细菌，不易引发敏感症状或发炎。而且仅改变角膜表皮层，不会影响深层组织，也不会影响抗菌能力，只要验配精准、保养到位，大部分都不会有太大的问题。

虽然看似较贵，价格在4000～10000元不等，但是镜片的使用期限很长，只要不遗失，可使用5～7年，相对来说也能省下日后配眼镜的费用。

一般的适合对象为：

1. 7～25岁不喜欢戴眼镜的近视患者。

2. 无法长时间戴隐形眼镜，但又有职业上的需要者，如演艺人员、空中小姐、模特儿、运动员、潜水游泳者等。

3. 害怕手术失败风险者(如激光近视手术PRK、LASIK等)，或近视激光手术治疗后没保养好，近视尚有可能继续加深者。

4. 近视度数一直增加的青少年学生，希望度数能稳定下来者。

5. 生活上需要暂时使度数消除，如下周要去露营、郊游、游泳、打球等，可于本周每晚睡觉时佩戴，以使下周有清晰的视力(图8)。

6. 不等视的近视患者。

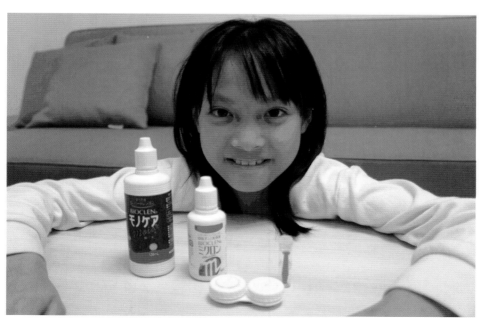

图8　小朋友使用塑形镜片除了可控制近视度数加深以外，另一个好处就是白天不需戴眼镜就可以看得很清楚，方便日常生活及活动

角膜塑形镜片矫正的注意事项

1. 请依照医嘱按时回诊。

第一天：看有无不适应情形；

一周后：看效果好不好；

两周后：看视力有没有很好；

一个月后：看视力有没有稳定。

2. 初戴角膜塑形镜片时会有轻微不适，但经2～5天后即可适应，当出现眼睛疼痛、眼睛红肿、分泌物大增、视力模糊等情形时，要立即停戴角膜塑形镜片，因为不良反应与普通隐形眼镜相同，应立即返回眼科医生处检查。

3. 佩戴角膜塑形镜片与使用一般硬式隐形眼镜类似，最重要的就是清洁：

a. 佩戴角膜塑形镜片前，先用肥皂洗净双手并擦干。

b. 戴镜前，每眼各滴一滴磺胺剂类眼药水。

c. 每晚睡前将经过保存液浸泡达4小时以上的镜片自保存盒取出，以生理盐水或清水冲洗，再将镜片置于食指尖上，两中指撑开上、下眼皮并将镜片轻轻置于角膜(黑眼球)中央，之后移开食指，再轻轻放回撑开上、下眼皮的两个中指。

d. 早上醒来后，每眼各滴一滴人工泪液，因为湿润后较易取下镜片，用吸棒吸住镜片取下。

e. 镜片取下后，用清洁液清洗，清洗后用清水冲干净，再放入保存盒，倒入保存液保存。

4. 左右眼的镜片不能戴错。

5. 度数稳定后3～6个月，可以根据每个人的情况减少戴镜时间及次数，如两晚戴一晚，或与您的眼科医生讨论戴镜时间。

卫生部门批准才有保障

角膜塑形术在国内已有十多年的历史，国家食品药品监督总局(CFDA)提醒消费者正确认识并合理使用角膜塑形镜。角膜塑形片的镜片设计与一般隐形眼镜不同，一般隐形眼镜不能宣称有角膜塑形功能。

角膜塑形片不能当作有度数的镜片来使用，因为它主要利用角膜本身具有的弹性，透过角膜塑形片暂时压平角膜上皮细胞，只能达到暂时减轻近视的效果，若停止使用，就会恢复原有近视。

如何辨别夜戴型角膜塑形隐形眼镜？

1. 请认准医疗器材品名必须是夜戴型角膜塑形镜片，不是一般硬性隐形眼镜或其他名称的隐形眼镜。

2. 经国家食品药品监督管理总局注册批准，产品包装上的信息必须与注册证一致。可洽询眼科医疗院所或代理商，或上CFDA网站查询。

3. 医疗器材产品卷标上应载明制造厂的厂名、厂址、生产地、代理商名称及资料。

4. 镜片上是否有原厂激光编码(自2008年起)(图9)。

5. 验配的眼科诊所是否具备Ⅲ类医疗产品经营许可资质。

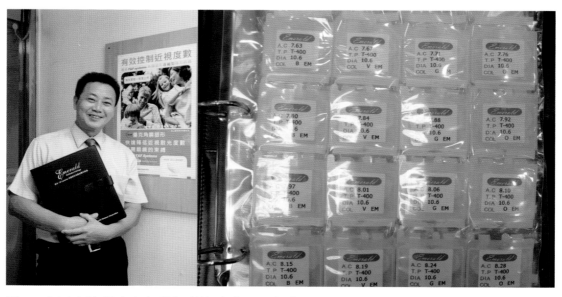

图9 在医疗院所验配角膜塑形镜片除了量角膜弧度、近视度数等数据外，还会用试戴片帮小朋友做试戴，以增加定片时的准确度

近视激光矫正手术

"医生，我好想做近视激光手术，但到底安不安全呢？我很害怕!"这是在眼科门诊中遇到的最常见问题。近视激光矫正手术其实是一种非常吸引人的手术，通过简单的几个手术步骤，15分钟就可以令一个长年戴近视眼镜的人摆脱眼镜的束缚，接受手术的人即使手术后没有"千里眼"的视力，但也满意度极高。

尽管近视激光手术仪器及技术在这几十年来有超乎想象的进步，可以虹膜定位前导波激光消除高阶像差，使患者手术后有更佳的视觉质量。但它还是一项令人又怕又爱的手术，毕竟近视激光矫正手术不是必要性的手术，不是近视族都需要来激光治疗一下，不像是被诊断出急性阑尾炎就必须开刀一样。

几年来大家最担心的问题还是会不会有副作用或后遗症？其实任何手术都有它的风险，没有一项手术是百分之百安全的；但相对于其他非必要手术如丰胸、隆鼻、拉皮、削骨、抽脂等等，其实概率甚低且通常没有太大影响，自从1988年全世界普遍开始以准分子激光来治疗近视以来，在正常的病例中，长期并无严重的后遗症发生。少数近视激光治疗后有不适反应的人，经由有经验的医生妥善处理后皆能有很好的结果。

您适合做近视激光矫正手术吗？

近视患者可以戴隐形眼镜，但是隐形眼镜也常为眼睛带来干涩等不舒服的症状。若是能够完全消除近视所带来的不便，则是大家所梦寐以求的。随着医学科技的进步，近视也有多种治疗方式，自从近视激光矫正手术出现之后，更是为近视患者带来一道曙光。

近视激光矫正手术是以 ArF(氩氟)激光(波长为193 nm)来做角膜的汽化消除，矫正的近视度数越深所需要汽化的角膜深度也就越厚，它是近年来非常热门也是非常安全的近视矫正手术之一。到底具备什么样的条件才适合做近视激光矫正手术呢？一般来说，大部分的近视患者都可以做近视激光矫正手术，条件如下：

1. 年满20岁以上者；
2. 近视度数1500度内，散光500度内，远视800度内者；
3. 一年内近视度数稳定者；

4. 不适应或不愿意佩戴眼镜及隐形眼镜者；

5. 无自体免疫及结缔组织疾病病史者；

6. 无不适合手术的情况(精神状态正常，身体状况良好)。

至于有哪些人不适合做近视激光矫正手术呢？手术前医生均会给患者做详细的眼睛检查及身心评估，如果有以下条件之一，较不适合做近视激光矫正手术：

1. 近视度数仍增加很快者；

2. 有明显虹睫炎者；

3. 严重眼睑闭合不全；

4. 严重干眼症；

5. 圆锥角膜者；

6. 自体免疫及结缔组织疾病病史者；

7. 疱疹性角膜炎病史者；

8. 青光眼患者；

9. 糖尿病患者；

10. 仅剩下一只眼睛有视力者。

虹膜定位联合波前像差引导的 LASIK

LASIK(准分子激光原位磨削术，或简称准分子激光手术)，亦即借由虹膜定位联合波前像差可以清楚了解眼球的内部结构，并以立体图描绘出眼球状况，测出眼光学路径和完美光学路径的差异并精确定位虹膜位置，即使手术中眼球旋转亦能轻松掌握手术准确度(图1、图2)。

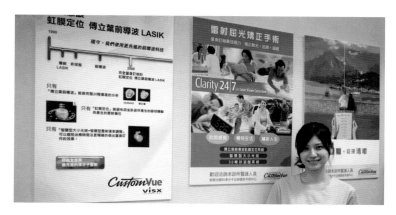

图1　虹膜定位联合波前像差近视激光手术主要就是消除高度屈光不正的问题，以保证手术后有高质量的视力

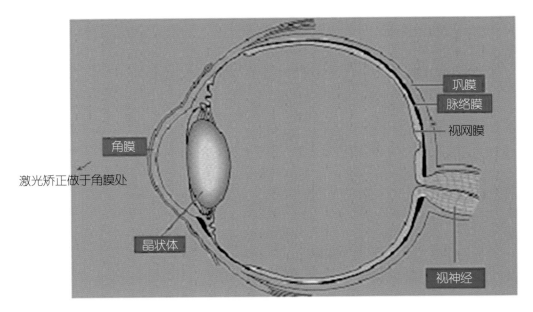

图2　近视激光矫正做于角膜上，使做完激光矫正的人不必戴眼镜，手术后如果可以达到这个目的，就是成功的手术

眼球的屈光不正，分为基本屈光不正和高度屈光不正两种。基本的屈光不正是可以用计算机验光仪或角膜表面图仪分析等测量出来的部分，包括近视、远视、散光等，这部分就是我们所戴眼镜的度数。

高度屈光不正是指由角膜前后面、晶状体、玻璃体、视网膜等构成的部分，这部分的屈光不正不能用自动验光仪测量出来，包括不规则散光、球面像差等光学的干扰因素，光线进入眼球后，由于受到这些因素的干扰，到达视网膜时，已大为失真。根据理论分析，人类视网膜应可达到3.0视力的能力，但最后只能达到1.0，表示眼球的光学系统存在非常多的干扰。

虹膜定位联合波前像差近视激光手术主要就是消除高阶屈光不正的问题，以保证手术后有高质量的视力。因此借由虹膜定位联合波前像差可以清楚了解眼球的内部结构，并以立体图描绘出个人化完美的手术矫正地图，测出眼球光学路径和完美光学路径的差异，测量眼睛的Hartmann Shack(HS)图像时，我们努力使HS图像的每一点都符合。根据瞳孔的大小，WaveScan最多有255个HS测量点，傅里叶分析法会计算分析到所有的这些点。如果想达到傅里叶重建的精确度，需要使用高达20阶的Zernike多项式(图3、图4、图5)。借由虹膜定位联合波前像差仪器(以傅里叶分析法)来做个人化近视激光矫正，并且以虹膜定位系统精确抓住虹膜位置，即使眼球在手术过程中轻度旋转，亦能轻松掌握手术精准度。

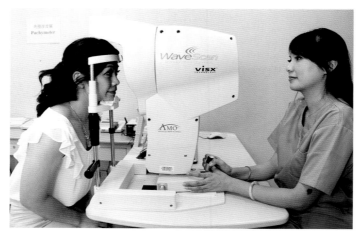

图3　虹膜定位联合波前像差检查(WaveScan)：借由虹膜定位联合波前像差可以清楚了解眼球的内部结构，并以立体图描绘出个人化完美的手术矫正地图

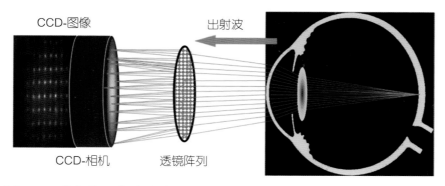

图4　虹膜定位联合波前像差检查(WaveScan)：检测出眼球光学路径和完美光学路径的差异，再以傅里叶分析法分析所检测出的资料

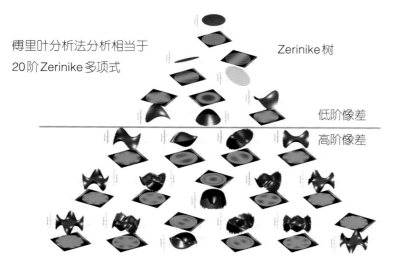

图5　傅里叶分析法：分析相当于20阶Zernike多项式，WaveScan有255个HS测量点，傅里叶分析法会计算分析到所有测量的这些点

虹膜定位联合波前像差引导的LASIK手术的适用者大约分成四大类：

第一类：需追求优质视力者，如飞行员、警察及画家等，透过虹膜定位联合波前像差引导的LASIK，可提升影像的清晰度及色彩明亮度。

第二类：夜间瞳孔直径大于6 mm者，虹膜定位联合波前像差引导的LASIK可改善夜间光晕及眩光现象(图6)。

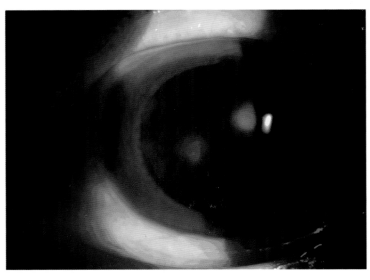

图6　夜间瞳孔直径大于6 mm者，虹膜定位联合波前像差引导的LASIK可改善夜间光晕及眩光现象，减少手术后所产生的高阶像差，此图的瞳孔大小约8 mm

第三类：散光度数高于150度者，透过虹膜定位联合波前像差引导的LASIK可以提高散光轴位的准确性。

第四类：高度近视矫正后视力低于1.0者，虹膜定位联合波前像差引导的LASIK可矫正因插片而无法矫正的高阶像差。

手术前的评估

检查内容包含计算机验光测量、眼压测量、最佳矫正视力检查、3D角膜弧度及厚度检查(Pentacam)、波前像差检查(WaveScan)、细隙灯眼前房及眼外周检查、瞳孔放大检查、泪液分泌测试、散瞳后的计算机验光检查、视网膜检查以及手术前相关注意事项的说明等，共十多项检查(图7、图8、图9、图10、图11、图12、图13)。

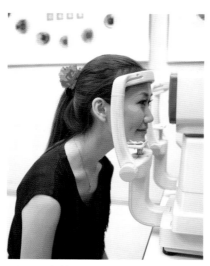

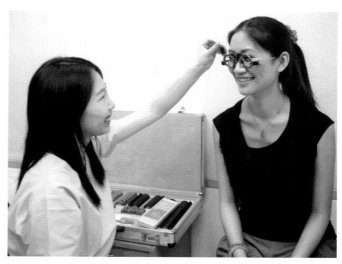

图7　计算机验光检查及眼压测量(计算机验光包括散瞳前数据及散瞳后数据)

图8　最佳矫正视力检查，包含近视、远视、散光及轴度的测定

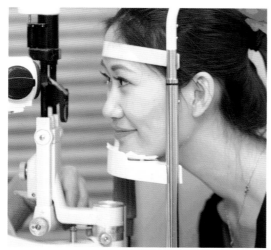

图9　细隙灯眼前房及眼外周检查，确认有无青光眼、白内障、虹睫炎、干眼症及倒睫等问题

图10　3D角膜弧度及厚度检查(Pentacam)：可以检查角膜前表面及后表面弧度、角膜弧度变化、角膜厚度、眼前房高度及角膜与晶状体的相对位置，可鉴别出不适合手术的角膜条件，如圆锥角膜等

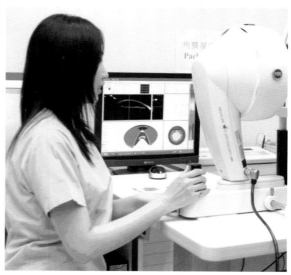

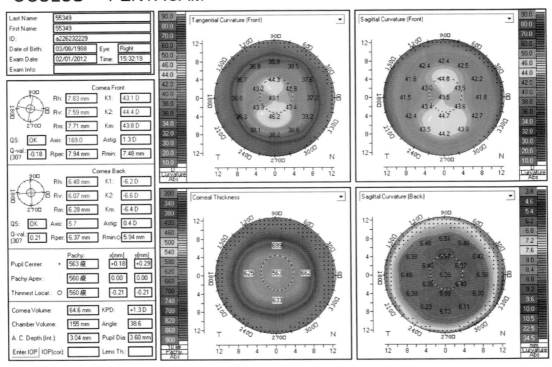

图11 3D角膜弧度及厚度检查(Pentacam)：此患者角膜前后弧度都正常，角膜厚度也都在安全范围内，是适合手术的患者

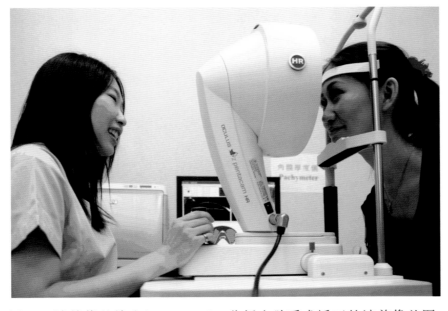

图12 波前像差检查(WaveScan)：分析出欲手术矫正的波前像差图，通常手术前会多拍几张，以增加手术时的准确度

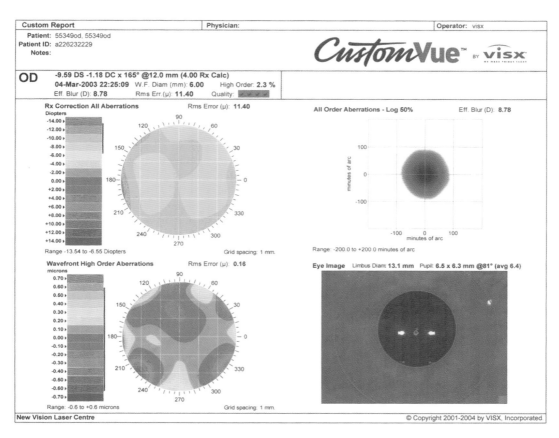

图13 波前像差检查(WaveScan)：手术时就以此张波前像差图输入激光仪，作为激光手术的数据，理论上可以让手术后的视觉质量达到完美

手术后的注意事项

1.手术后当天多休息，避免用眼，隔日需回诊，如有任何不适，请随时回诊所检查(图14)；

2.激光治疗后，可以在朋友或家人的陪伴下短时间内回家，或自行搭乘出租车返家，但决不可自行开车或骑车离去；

3.一个星期内不可在眼部化妆；

4.一个星期内应注意在洗脸、洗头或洗澡时避免使肥皂水进入眼中；

5.两个星期内尽量避免剧烈运动；

6.三个月内不可游泳、蒸桑拿、泡温泉等，以避免感染；

7.三个月内不要用力揉眼睛；

8.在视力未稳定前，应避免开车或骑车；

9. 手术后，除了医生指导使用的眼药水外，不要自行使用其他的眼药水。

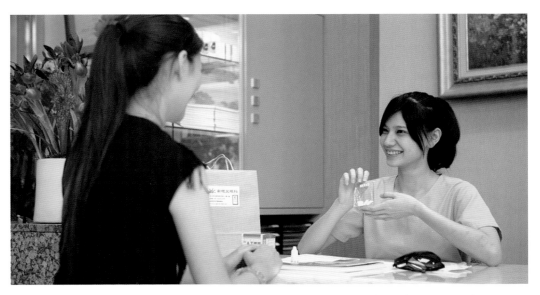

图14　手术后当天多休息，避免过度用眼，短期内眼睛会容易感到酸涩不舒服，这都是手术后恢复期的正常现象

手术后可能的并发症

矫正度数有误差：若矫正不足，可再次用激光加强；若是矫正过度，则需要点药再追踪其变化。而40岁以上的患者就必须多注意，手术后可能加重其老花眼症状。无刀激光所产生的角膜瓣贴合较紧，若矫正度数不足要再次手术，则需要更谨慎的评估。

干眼症状及角膜炎：角膜上皮愈合之前，这是手术后正常的表现。手术前长期戴隐形眼镜的患者，最好能于手术前几周停戴，以免手术后眼睛干涩并有慢性角膜炎的状况发生。

基质愈合发生混浊：在角膜基质愈合过程中，有1％～2％的人会有混浊产生，近视度数愈高的人发生的机会就愈大，跟体质也有关。依照其混浊程度的不同，可能会对最佳矫正视力有所影响。

用药所产生的不良反应：少数人可能会对药物产生过敏性结膜炎或青光眼等一些症状，但是换药或停药之后就可以改善。

其他：如角膜瓣位移、角膜瓣皱折、角膜感染、术后引发角膜变形等，原则上这些情况都极少发生。

近视激光矫正手术最常见的十大困惑

这也是接受激光手术的人最常有的疑问：

1. 近视激光矫正手术不是小手术！

近视激光矫正手术的情况千变万化，手术过程中医生需操作精密仪器，保护好角膜组织及预防手术并发症，一定要万分谨慎才能做到令您满意的手术成果！

2. 近视激光矫正手术医生绝对要谨慎挑选！

眼科医生几乎都能把近视激光矫正手术做到及格边缘，但要做到接近完美，需要累积许多的经验及取决于手术医生的灵活双手。挑选具有丰富经验及手巧的手术医生，绝对是为自己的手术安全与质量做第一道把关(图15)。

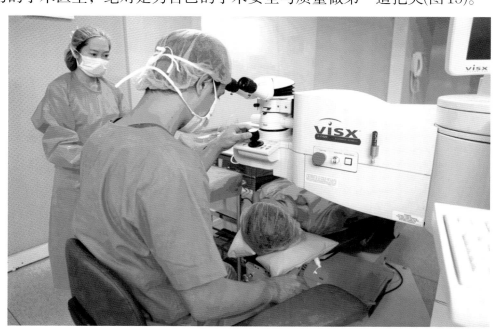

图15　挑选经验丰富及手巧的手术医生，绝对是为自己的手术安全与质量做第一道把关

3. 近视激光矫正手术仪器哪一种最安全？

近视激光矫正手术仪器，目前全世界品牌市场占有率最高的是VISX S4，其他依次为B&L、Nidek……(图16、图17)。它们均可以达到很好的视力矫正效果，犹如Benz、BMW、Jaguar……品牌汽车很难硬说是哪一种最好，司机是最重要的角色，只有好的司机才能开着这一辆高级车载您安全到达目的地。

也就是说挑选一位您信任又有一定经验口碑的手术医生是最重要的，这表示您可以安全地到达目的地。不是看网络、电视、报纸广告！也不是低价竞争！

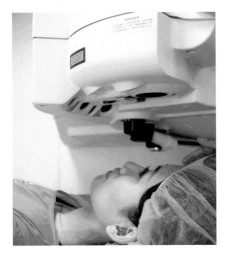

图16　近视激光矫正手术仪器，全世界品牌市场占有率最高的有VISX　S4、B&L、Nidek等

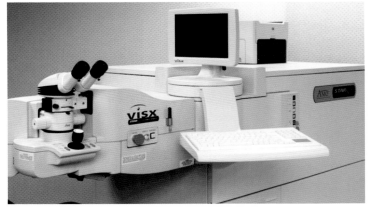

图17　多数医院使用的手术仪器(AMO／VISX　STAR S4　IRTM)为目前全世界品牌市场占有率最高的机器，搭配波前像差的检查及虹膜定位的手术，为目前精准度最高的技术

4. 不一定要找大医院或所谓名医？

大医院、名医患者那么多，需要心细手巧的近视激光矫正手术，医疗质量堪忧！有些所谓的近视激光矫正手术大医院，也不一定每位医生都有很好的手术经验。您选择的手术医生是严谨小心的医生吗？他会对患者详细解释激光手术的疑问吗？他有一定的经验及好口碑吗？他能在手术后继续追踪术后的问题吗？等等，这些才是最重要的问题。

5. 有刀激光与无刀激光的差别是什么？

无刀激光与有刀激光对手术后的视力及视觉质量差别不大，效果及安全性也相当；无刀激光是以激光方式制造角膜瓣，真正近视激光的部分是相同的，如同阑尾炎手术盲肠炎用激光来开外表伤口跟用手术刀来开外表伤口一样，其实最重要的步骤是切除盲肠，并不在于外表伤口是如何制造的。

因此近视激光做得好不好、准不准，并不在于有刀与无刀的差别。

6. 近视激光手术需自费？

近视激光手术是选择性手术，不是每位近视族皆需要的手术，要看个人日常生活及职业需要，所以不在医保报销范围内。

7. 近视激光手术不费时！

手术时间为15～20分钟，不需住院。很多医院目前采用VISX S4虹膜定位联合波前像差近视激光手术方式，角膜瓣为110～130 nm，不需缝合，复原快，术后有最佳最稳定的视力质量，门诊追踪即可。

8. 大医院不是唯一的选择！

医疗服务迈入更专业的分工阶段，专门的专科医生与专业的手术团队才是最重要的(图18)。

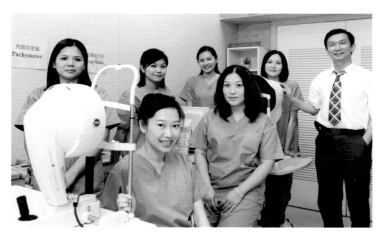

图18 专门的专科医生与专业的手术团队才是最重要的

9. 手术后遗症及安全性如何？

其实任何手术都有它的风险，没有一项手术是百分之百安全的；但相对于其他非必要手术如丰胸、隆鼻、拉皮、削骨、抽脂等，其发生风险的概率甚低且通常没有太大影响，自从1988年全世界普遍开始以准分子激光来治疗近视以来，在通常的病例中，并无严重的后遗症发生。

10. 手术后视力保证可以达到1.0吗？

找最专门的医生，用最适合的手术方法，接受最安全的表面麻醉(点麻药式的眼药水)！手术后走出手术室就能看得见，视力恢复快，不必用眼罩包扎。但没有保证术后视力有1.0！某诊所的手术后视力统计为：0.7以上：100%；0.9以上：97%；1.0以上(含1.0)：90%。近视激光矫正手术后，只要日常生活没有障碍，摆脱了眼镜的束缚，也不必再忍受佩戴隐形眼镜的痛苦，其实就是一台成功的手术。

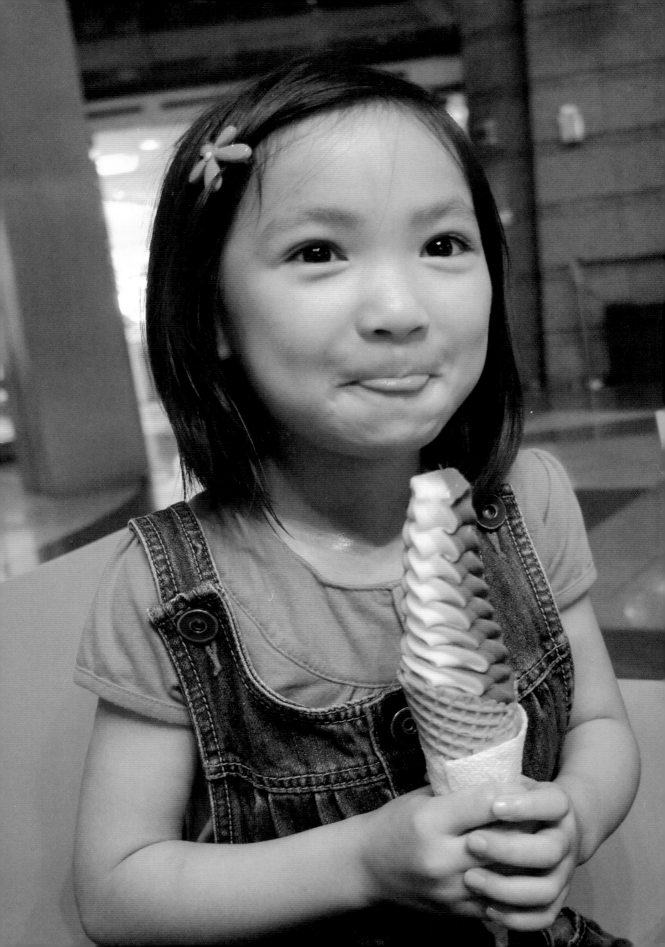

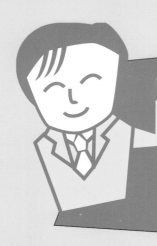

幼儿篇（0～5岁）

不得不面对的先天眼疾，掌握治疗黄金时期！

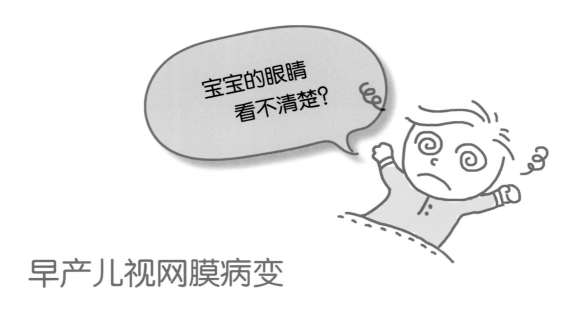

宝宝的眼睛看不清楚?

早产儿视网膜病变

小明的堂姐小欣去年结婚，婚后也顺利怀孕，但因为小欣本身是个工作狂，不管是结婚还是怀孕，她都还是整天工作到很晚。到怀孕7个多月时的某一天，小欣还在公司加班时，突然感到肚子一阵剧痛，同事赶紧打电话请救护车把她送到医院，结果当天晚上小孩就提早出生，不过幸好没有什么大问题。宝宝出生之后一直住在医院儿科的加护病房。

在两周后的一个星期天，小明吵着要妈妈带他去医院看小侄女，妈妈便打电话联系了堂姐夫，结果堂姐夫说今天刚好有眼科医生要到儿科加护病房检查宝宝的眼睛，所以可能不方便，小明听了觉得很奇怪，小宝宝生出来又不会看电视打游戏，为什么要检查眼睛呢？

严重程度	★★★★☆
治疗难度	早期★★★☆☆　　晚期★★★★★
传染程度	☆☆☆☆☆
可能症状	视力变差
治疗方式	激光
治疗时间	长期观察
治疗费用	★★★★☆

早产儿视网膜病变(retinopathy of prematurity，医学上简称ROP)是可能发生在早产儿身上众多健康问题中的一种，也是危险性与后遗症相当高的一种，

从相对轻微的近视、散光，到更为严重的、可能导致失明的青光眼与视网膜脱离(图1)都有可能。而就跟其他众多早产儿的健康问题一样，避免早产儿的发生，才是避免早产儿视网膜病变的根本之道。

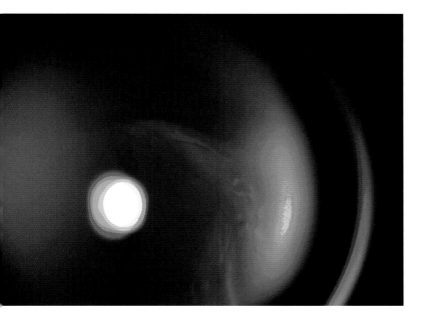

图1 视网膜脱离：由图中可以看到视网膜上的血管与脱离的视网膜一起向前凸出、脱离

早产儿视网膜病变的成因与种类

近年来由于医疗系统的进步，使得更多的体重不足及早产的婴儿得以存活下来。一般而言怀孕超过20周但不足37周产出的新生儿皆可称作早产儿，早产儿往往可能会有一些健康上的问题，也因此突显了新生儿眼科护理的重要性。

早产儿视网膜病变为一种因视网膜尚未发育成熟导致的进行性血管病变，一般视网膜血管约在36周长到视网膜边缘内侧，约40周时长到视网膜边缘外侧，所以早产儿的视网膜血管多半只长到视网膜边缘内侧，周数越小的早产儿，无血管区域通常愈大且愈接近中央，对眼睛也就越不利。

而且在血管区与无血管区会有新生血管持续产生，在新生血管的持续产生下，会进一步导致渗出性或牵引性视网膜脱离，最严重时会有失明的危险。

早产儿视网膜病变的危险因素

在20年前医学界普遍以为使用高浓度的氧气，是造成早产儿视网膜病变的主要原因，不过目前根据流行病学的研究统计报告发现：出生时的体重才是最大的危险因素，体重愈轻罹患早产儿视网膜病变的机会也愈高。

CRYO-ROP(早产儿视网膜病变冷冻治疗)的统计研究指出：

1. 体重大于2000 g的早产儿少有发生早产儿视网膜病变的机会；

2. 体重小于1500 g者则易发生早产儿视网膜病变；

3. 体重在1000～1250 g者，发生第三级以上早产儿视网膜病变的概率为8.5%；

4. 体重在750～990 g者，发生第三级以上早产儿视网膜病变的概率为21.9%，体重小于750 g者则高达37%，此外相同怀孕周数的多胞胎早产儿，其出生体重较单胞胎者轻，罹患早产儿视网膜病变的危险性也较高。

第二个重要的危险因素是怀孕周数，周数愈小罹患率愈高。

第三个危险因素为给新生儿的氧气使用时间长短。

第四个危险因素才是原先被认为的氧气使用浓度。

第五个危险因素则是合并有呼吸道疾病或心脏疾病且住在加护病房(因会提供辅助呼吸器)的早产儿，较易有早产儿视网膜病变。

早产儿视网膜病变的种类与症状

早产儿视网膜病变的程度在医学上根据侵犯的位置及严重度分级。

早产儿视网膜病变分级

第一级：视网膜周边血管区和无血管区交界处有明显线条。

第二级：视网膜周边血管区和无血管区交界处的线条变厚且隆起。视网膜周边血管膨胀、扭曲。

第三级：视网膜周边出现异常新生血管，并朝玻璃体生长。玻璃体出现出血与血管扩张(图2)。

第四级：视网膜受玻璃体牵引而开始出现视网膜脱离的状况。

第五级：视网膜受玻璃体牵引而造成视网膜完全脱离的状况。

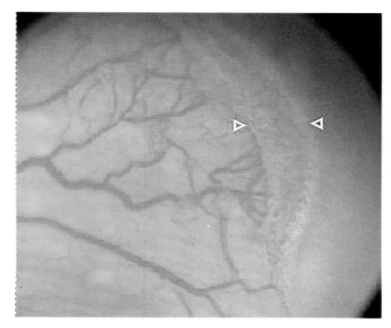

图2 第三级的早产儿视网膜病变，在血管区与无血管区之间可见新生血管增生及合并视网膜出血

在检查早产儿视网膜之前医生会用散瞳剂将早产儿的瞳孔放大，再依照早产儿的视网膜状况画出病变位置及严重度分级。

若是较轻微的早产儿视网膜病变(即第一级和第二级)，则须密切地追踪，因为有85％的早产儿视网膜病变会自然褪去。

若是已达到重度危险(即第三级以上)的早产儿视网膜病变，会在72小时之内为早产儿做激光或冷冻治疗，以防止早产儿视网膜病变继续进展恶化，而导致视网膜出血或脱离。

体重小于1250 g的早产儿有6％～7％的概率会发展成重度危险的早产儿视网膜病变，所以需接受激光或冷冻治疗；至于体重小于1000 g的早产儿，由于发展成重度危险的早产儿视网膜病变的概率很高，因此可以先做预防性的激光治疗，不必等到真正的视网膜病变发生。

早产儿视网膜病变的后续影响

严重的早产儿视网膜病变就算已接受激光治疗，此早产儿长大后仍可能会有早产儿视网膜病变所导致的后遗症，包括近视、散光、外斜视、弱视、白内障等，都有可能在往后的日子里发生，此外在十几岁到四十几岁之间也易发生闭角型青光眼及视网膜脱离，因此严重的早产儿视网膜病变虽然能以激光治疗好，但可能终其一生还是会发生眼睛上的病变。

早产儿视网膜病变的检查与治疗方式

早产儿的视网膜检查在儿科加护病房几乎是每周均会进行的眼科检查项目，而且出生年龄在32周以下、体重小于1500 g的早产儿于出生后4~6周均会做第一次视网膜例行检查。

由于早产儿视网膜病变不会在出生后立即出现，且太早检查会干扰到早产儿的病情，因此大部分状况下均是在出生1个月，病情稳定后，再到眼科做视网膜检查。

若体重虽大于1500 g，但新生儿科医生认为有必要，亦可进行眼科检查，以防错过治疗任何一个可能会发生早产儿视网膜病变的小朋友。

由于早产儿视网膜病变最危险的状况，是视网膜上新生血管持续地增生所导致的渗出性或牵拉性视网膜脱离。因此治疗方式选择激光或冷冻治疗将无血管区破坏(图3)，即可使产生新生血管因子的细胞死亡，因而可让新生血管大部分褪去，如此新生血管将不会继续增生而影响到中间的视网膜，因为中间的视网膜对婴儿日后的视力发展是最重要的。

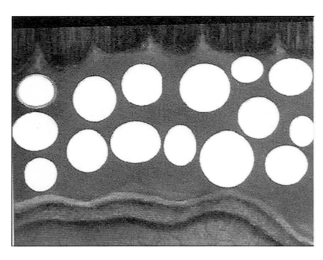

图3　在第三级的早产儿视网膜病变的无血管区做完激光治疗后的情况。激光可以使新生血管增生因子死亡，以阻止早产儿视网膜病变的进行

目前也有医生尝试使用注射Avastin(一种新生血管因子的抑制剂)于宝宝眼内玻璃体中，但实际的临床经验尚在累积中。

早产儿视网膜病变的配合事项

任何程度的早产儿都有罹患早产儿视网膜病变的危险，因此必须做视网膜检查，若在早产儿出生后1~2个月忽视了早产儿视网膜的检查，将会使得原本可治疗以防止恶化的早产儿视网膜病变，因延迟治疗而导致不可弥补的甚至失明的后果，这是父母跟医生们最不愿见到的。

早产儿视网膜病变的预防

防止早产儿视网膜病变最有效的方式，当然就是避免早产的发生，因为没有早产儿就不会有早产儿视网膜病变，这是防止早产儿视网膜病变的根本之道。但若有了早产儿，则眼科的详细视网膜检查及早期发现早期治疗就变得相当重要，如此才能减少不可弥补的遗憾。

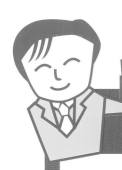

可能引发早产儿发生的怀孕期间生活习惯

小常识

早产儿发生的原因可分为两大部分：一部分是母亲身体方面的影响，另一部分则是母亲生活习惯造成的影响。一般来说怀孕期间要特别注意避免以下状况发生，就能减低早产儿发生的概率：

1. 营养不均衡：怀孕中后期每周应该增重0.4~0.5 kg较正常，过多过少都可能影响胎儿。此外，特别注重的是蛋白质、植物性油脂、碳水化合物、钙、铁、锌、碘，以及维生素A、D、E、B_1、B_2、B_6、C等。

2. 抽烟(包括二手烟)、喝酒、吸毒或乱服成药(例如安眠药)。

3. 经常性地处于空气不佳的场所，例如工厂、堵车时的马路。

4. 经常性的睡眠不足或过度劳累。

5. 严重的跌倒、碰撞或惊吓。

6. 经常性地处于愤怒、悲伤、心情不佳、抑郁等负面情绪中。

7. 经常使用具有较强电磁波的物品，例如微波炉、计算机、手机等。

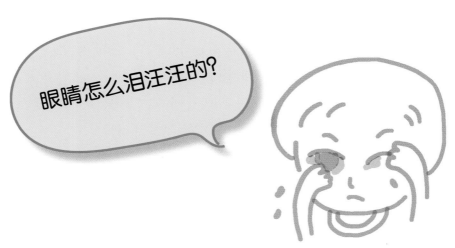

眼睛怎么泪汪汪的？

鼻泪管堵塞

刚出生几个月的阿彤被爸爸跟妈妈带到门诊来，阿彤的妈妈跟医生说阿彤的眼睛分泌物非常多，整天湿湿黏黏的，擦也擦不干净，整个眼睛都红红肿肿的，原本以为是阿彤爱哭，可是后来发现，连不哭的时候都是这样，而且不管怎么擦，都没有改善，整个下眼皮也因为一直擦拭，都变得红红的了！

其实刚开始没有那么严重的时候，阿彤的爸爸妈妈就有带阿彤去看过儿科医生，医院当时让阿彤的爸爸妈妈不要担心，说这是新生儿很常见的症状，只要多加按摩眼窝，通常自己会好。只是没想到，都已经过了两个月了，阿彤眼睛的分泌物越来越多、越来越黄稠，分泌物多到阿彤的眼睛都要睁不开了，于是心急如焚的爸爸妈妈又找了医生，阿彤的眼睛究竟为什么会这样泪汪汪的？要怎么样才能好起来呢？

严重程度	★★☆☆☆				
治疗难度	★☆☆☆☆				
传染程度	☆☆☆☆☆				
可能症状	溢泪 发炎				
治疗方式	🥟 热敷	✋ 按摩	🔪 手术	💊 用药	🔧 泪管扩张术
治疗时间	有时需要长期				
治疗费用	★☆☆☆☆				

医生诊断后认为阿彤鼻泪管堵塞的情况有点严重，而且右眼因为泪水堆积于泪管无法排出又回流到眼睛，滋生细菌，造成眼睛及泪囊反复感染。感染这

个问题滴药就会好，但是鼻泪管不通畅，就有可能因为每天反复不断地擦拭眼睛而造成再次感染，对宝宝的伤害就更大了。

其实鼻泪管堵塞并不是小宝宝的专利，大人也是有机会得的，所以鼻泪管堵塞可以分为先天性和后天性两种。

鼻泪管堵塞，顾名思义，就是眼睛内鼻泪管的堵塞，先天性的鼻泪管堵塞常见于新生儿，有2％～4％的新生儿会产生鼻泪管堵塞的现象，这样的比例并不算低，有许多新生儿的父母因为是新手，经验不足，警觉性也不够，认为宝宝只是爱哭爱流泪，等到红肿、发炎时才发现情况不对，这时宝宝通常可能已经受到较为严重的伤害了。

而因为受伤、慢性发炎等原因导致的后天性鼻泪管堵塞，病例也绝不少见，后者好发于年纪较长者，大部分的鼻泪管堵塞是左眼或右眼的单侧阻塞，只有大约一成的病例是双眼都阻塞的状况。

鼻泪管堵塞虽然对视力影响不大，甚至有许多先天性的鼻泪管堵塞会自行消失，但如果放任鼻泪管持续阻塞，最终可能演变为慢性结膜炎或角膜炎等，因此还是必须密切关注。

鼻泪管堵塞的成因与种类

我们的眼泪除了从眼眶流出以外，另外也有一条类似排水管的系统，称作鼻泪管系统。鼻泪管系统是由泪点(图1)、泪小管、泪囊与鼻泪管所组成的(图2)，如果其中一个部位堵塞，过多的泪水就会造成泪水堆积，而产生溢泪的情形。

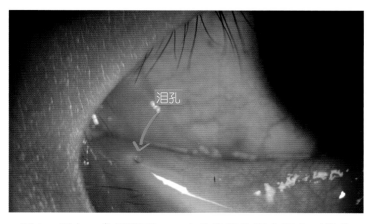

图1　泪点：鼻泪管开口，由此位置将泪水导出至鼻腔

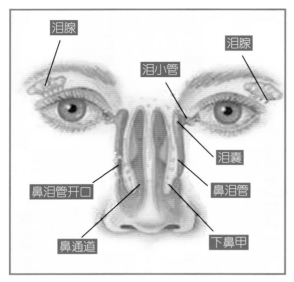

图2　鼻泪管系统：泪水由泪腺产生并由鼻泪管排出至鼻腔，路线经由泪小管→泪囊→鼻泪管→鼻泪管开口→下鼻甲

　　鼻泪管堵塞就好像厕所地面的水无法由排水孔排出，除了感觉不清爽、容易产生异味以外，长久淤积一定会造成污染或细菌的滋生，对娇嫩的眼睛来说当然是需要尽可能避免的一件事。

先天性鼻泪管堵塞的成因

　　先天性的鼻泪管堵塞大约在新生儿出生2周后才会发生，一般而言鼻泪管在妈妈怀孕第六、七个月的时候就已经发育完成，而鼻泪管的出口靠近鼻腔端处有一层膜(Hasner's valve)，于胚胎末期或出生之后半年内会自行破裂或自然消失。如果没有破裂或消失，即容易形成鼻泪管堵塞，眼泪无法排出，洗刷过眼睛后充满细菌脏污的眼泪堆积在眼睛里，整个眼睛等于泡在污水里，外表看来泪汪汪的，其实已经是又黑又脏。

后天性鼻泪管堵塞的成因

　　至于后天性的鼻泪管堵塞通常有几种：
　　1. 外伤导致鼻泪管断裂而无法正常排泪。
　　2. 泪囊炎患者痊愈后可能出现鼻泪管堵塞。
　　3. 因为激素分泌产生变化的关系，造成鼻泪管黏膜退化甚至纤维化，缺乏弹性造成阻塞，此状况常见于停经后的妇女与老年人。

鼻泪管堵塞的症状

　　无论是先天性还是后天性鼻泪管堵塞，泪水长期堆积于泪管都可能造成泪囊反复感染，引起急性泪囊炎(图3)，此时不但会分使泌物增加，眼睛还会出现畏光、发红、肿胀、疼痛等现象，还可能会有发烧的症状出现；若仍未注意或处理不当，严重者会并发泪囊蓄脓、眼窝蜂窝组织炎甚至是脑膜炎，造成失明或死亡等非常可怕的后果。

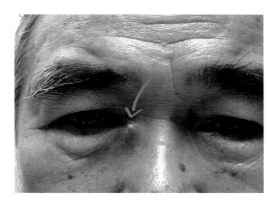 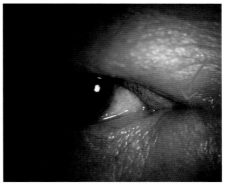

图3　急性泪囊炎：由左图可见患者右下眼角肿起，因鼻泪管堵塞造成泪囊急性发炎；右图是局部放大的图，可见肿起的部位有化脓的现象

脑膜炎

小辞典

　　脑膜炎通常是因细菌或病毒感染脑膜引起的脑膜发炎，是非常急性的病症，发现后必须尽快治疗，否则患者最快可能在数小时内死亡，或者虽然治好，但也造成肢体瘫痪、失明、智商降低等严重后遗症。

　　脑膜炎开始的症状类似感冒，包括发烧、头痛、呕吐，严重时有嗜睡、脖子僵硬的情况，另外畏光、呕吐、盗汗、四肢无力甚至昏迷皆有可能。

　　脑膜炎因为有传染性，如果确诊就必须至少隔离48小时，治疗时须针对细菌性或病毒性脑膜炎分别施予不同的药物治疗，治疗时程一般为2周。

发生在新生儿时期的先天性鼻泪管堵塞一开始通常不用太担心,因为大部分宝宝的鼻泪管堵塞都会在6个月以内自行缓解。如果在6个月后仍有溢泪的情况,则需请医生进行治疗。

鼻泪管堵塞的治疗方式

先天性的鼻泪管堵塞如果没有在半年内自行痊愈,或是后天性的鼻泪管堵塞已经并发泪囊炎和严重感染,此时就可以施行"泪道探通术",也就是利用泪道探针由泪点至鼻泪管再由鼻腔穿出,以打开阻塞鼻泪管的薄膜(图4)。对于先天性鼻泪管堵塞,如果宝宝能在1岁以前进行此种手术,痊愈率可高达九成以上。

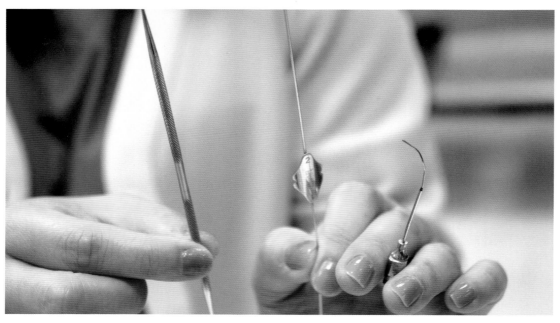

图4　进行鼻泪管探通术时使用的器械:可以使用泪道探针打开鼻泪管的薄膜

如果经由探通术处理后又再度阻塞,可以施行气球扩张术,方法是将气球探针伸入鼻泪管,遇到阻塞时便将气球打气,撑开阻塞的部分,如此反复进行后便可打通整条鼻泪管。

如果经过鼻泪管探通术或扩张术之后,鼻泪管还是再度阻塞,此时便需施行鼻泪管置管术,也就是在做完探通术之后,直接再放入一根硅胶管,以确保鼻泪管的畅通。

鼻泪管堵塞的配合事项

先天性的鼻泪管堵塞虽然通常会在6个月内自行痊愈，但这段时间家长还是要进行居家护理治疗，除了让宝宝在自愈期间能获得舒适的照顾与家长的关爱以外，家长也能通过每天的护理来观察宝宝的病况。

居家护理包括局部点眼药、使用温水热敷以及按摩、压迫鼻泪管，以增加和促进管腔的畅通，并保持宝宝的眼部清洁。

针对先天性鼻泪管堵塞的眼部按摩技巧如下：

1.先在靠近鼻梁旁边泪囊处，轻轻以平均的力量往上推，以将泪囊内的分泌物挤出眼睛外。

2.再以指尖向下施以较大一点的压力，让少数残留泪囊内的泪液能够穿透鼻泪管下端阻塞处的薄膜流入鼻腔。

3.以上步骤循环做10~20次，每天可做3~4次，按摩之后可再涂上眼药膏。

鼻泪管堵塞的预防

先天性鼻泪管堵塞通常会自行痊愈，因此只要保持宝宝眼睛的清洁，通常会慢慢转好；只是宝宝在短时间之内，会因为整天流眼泪而较不舒适。

不过为了避免细菌感染，父母还是要随时关注宝宝眼睛的状况，一发觉有异常或恶化就要赶快带去眼科请医生诊治。

至于后天性鼻泪管堵塞的预防则要注意，非经医生指示的眼药水或眼睛清洁液不要乱用，保持眼睛干净、健康，都能减少后天性鼻泪管堵塞发生的概率。

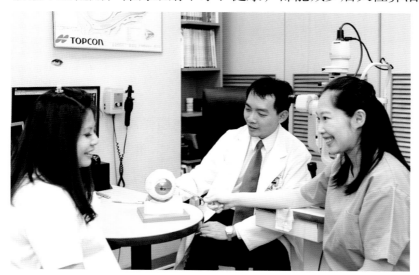

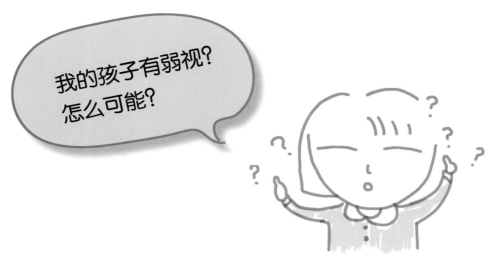

我的孩子有弱视?
怎么可能?

弱视

恬恬已经三岁了，爸爸妈妈为了让恬恬能够赢在起跑点上，于是让恬恬到幼儿园去跟其他的孩童互动学习。老师告诉恬恬的爸妈，恬恬在学校很乖，但是却不喜欢看东西，注意力不集中，这天幼儿园里来了医疗团队帮小朋友们做定期的健康检查，结果医生发给恬恬的爸爸妈妈一张视力不良通知单，需要到医院做后续的追踪治疗。

恬恬的爸爸妈妈好惊讶，为了保护恬恬的视力，他们平常就很注意保护恬恬的眼睛，尽量避免恬恬近距离地看电视，甚至没有给恬恬养成玩电子游戏的习惯，平常也很注意饮食均衡，恬恬还这么小，怎么可能视力不良呢?

严重程度	★★★☆☆		
治疗难度	早期★★☆☆☆	晚期★★★★☆	
传染程度	☆☆☆☆☆		
可能症状	视力差　缺乏立体感		
治疗方式	🔵用药　⭐手术　👓配镜矫正　✴遮眼治疗　⭐弱视训练		
治疗时间	长期		
治疗费用	★★★☆☆		

弱视俗称懒惰眼，顾名思义，就是即使赋予完全的屈光度数，也无法达到正常的视力。

新生儿刚出生时，许多器官发育都尚未完全，像眼睛的视力可能不到正常水平的50%，而一直到完全发展之前，如果因为某些因素而让视力发展受阻，就有可能造成弱视，使得单眼甚至双眼的视力受到影响。

弱视是一种治疗成功率会随着岁数的增长而降低的眼疾，然而弱视往往不易被父母发现，更别说能获得治疗了；甚至有些父母发现以后，也没有马上积极进行治疗，从而错过了治疗的黄金时期，因此"发现问题并实时治疗"可以说是弱视治疗中最重要的成功条件(图1)。

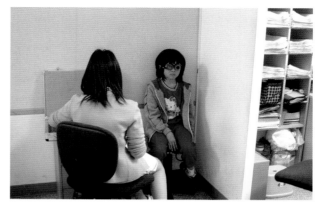

图1　检查视力：3～4岁会配合检查视力的时候，就必须让眼科医生检查，以免错过治疗弱视的黄金时期

弱视的成因与种类

幼儿的视力一般来说在3～5岁的时候就可以发育到成熟期，但若在视力发育过程中，光线进入眼球并在视网膜上聚焦的作用受到干扰，就会造成视觉刺激不足的影响，变成视力发育的障碍，于是造成弱视。所以弱视是一个医学名词，指的是某种因素所造成的视力发育不良。

弱视的危险因素

很多父母因为对于孩子弱视的问题不了解，往往避重就轻，他们可能会认为"没关系，等长大了自然会好"或者是"等长大一点还不好再看医生"，殊不知却因此延误了治疗弱视的黄金时期，甚至造成孩子一辈子的遗憾。

弱视是严重危害儿童视力功能发育的常见眼病，学龄前儿童视力筛检罹患弱视的比率为2%～4%，相当于每50个儿童就有1～2个弱视儿。

更可怕的是这些孩子多半因为上述因素而未经诊治，造成单眼或双眼的视力不良，也会缺乏完整的立体感，长大后无法从事特别精细的工作或职业，在日常生活和学习上也会带来许多不便及不良影响。

所以父母千万不要以为孩子的眼睛外表看起来很正常，视力就大概没什么问题了，尤其弱视因为是先天性的，得靠专业的视力筛检及父母平时的用心观察才能发现，才不会延误治疗的时机。小朋友自己本身通常都不会觉得有什么不对劲，因为他从小眼睛看出去就是如此，而等他长大后发现视力跟立体感不如别人时，通常都已经来不及了。

弱视的种类、症状与治疗方式

(一) 斜视性弱视

成因：眼球肌肉不能协调运作，造成两眼视线无法聚集在同一目标物上，看东西时会产生视觉混淆及复视，因此大脑会自动抑制斜视眼的视觉发育，试图减轻视觉干扰，而斜视眼的黄斑部功能因长期被抑制造成发育不良，最后就会导致弱视。

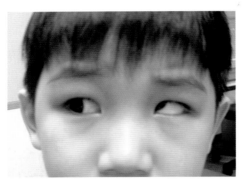

图2　内上斜视：先天眼外肌协调作用不良造成斜视，因为斜视的那个眼睛看不了，因此造成斜视的那个眼睛有弱视

症状：内斜视或外斜视，尤其以内斜视较易造成弱视(图2)。

治疗方式：除透过手术来矫正治疗，另外还要搭配上遮盖疗法和弱视训练(图3)；若有屈光不正的问题，还要配制一副合适的眼镜。

(二) 屈光参差性弱视

成因：两眼的度数差异很大，通常是一眼正常，另一眼的度数较深(如高度近视高于600度，散光高于150度，或远视高于150度)，造成视网膜上的影像比较模糊，导致单眼视力发育不良，而都使用好的另一只眼睛来看东西，因此造成有度数的眼睛有弱视。

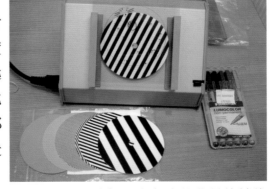

图3　弱视训练仪：有各式的背景旋转线条，并搭配画图图案给小朋友做弱视训练

症状：几乎没有任何明显症状，只能透过视力检查才能发现，因为小朋友有一只眼睛视力正常，所以日常生活也没有什么太大问题，此类的弱视最易被延误治疗。

治疗方式：需依照完全散瞳的度数来配镜，使光线能够正确地聚焦在视网膜上，刺激视力发育，且除了睡觉、洗澡外，整天都要戴着治疗用的眼镜；另外还要配合遮盖治法和弱视训练。

(三) 屈光不正性弱视

成因：通常是两眼都有高度近视(高于1000度)、高度远视(高于300度)或高度散光(高于200度)，如此会造成视网膜上的影像模糊，影响视力的发育。

症状：

超过1000度的高度近视：经常眯眼看东西。

超过300度的高度远视：部分儿童患者有斗鸡眼，但少数也可能外观正常。

超过200度的高度散光：经常侧着头看东西。

治疗方式：须依照完全散瞳后的度数配镜，使光线能够正确地聚焦在视网膜上，以便刺激视力发育，且除了睡觉、洗澡外，都要戴着治疗用的眼镜；另外还要配合弱视训练。

(四) 失用性弱视

成因：视觉受到遮蔽因而影响视力发育，例如常见的有先天性白内障或眼皮严重下垂，须尽早进行手术治疗，因为若等到5岁以后再做手术，即使手术过程很成功，手术后的视力进步也有限，或者已经造成永久弱视了。

症状：

先天性白内障：无法由外观判断，需要由眼科医生通过仪器来检查晶状体混浊的程度以判别(图4)。

眼皮下垂：提眼睑肌发育不良，导致上眼皮下垂遮住视线，或引起该眼的严重散光，婴幼儿常看起来大小眼，经常出现头部提高后仰、下巴呈向上抬起的姿势。

治疗方式：尽早以手术的方式摘除白内障并放置人工晶状体，或矫正眼皮下垂，愈早手术治疗效果

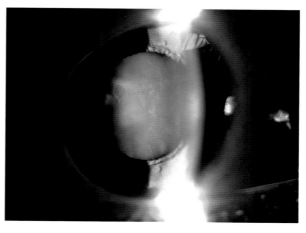

图4　白内障：晶状体混浊造成白内障，如此会遮蔽住视线，造成先天视力发育不良，也会造成弱视

愈好，若能在婴幼儿2～3个月大之前动手术，视力的影响较小，恢复也比较好，日后则必须持续做视力的复健，如配镜治疗、弱视训练等。

弱视的检查与治疗

弱视是可以治愈的，但有时效性，其治疗效果与年龄密切相关，年纪越小，治疗效果会越好，而且弱视依照其类型不同，治疗方式也不一样，有的要尽早手术，有的要配镜矫正，有的要遮眼治疗，有的要进行弱视训练，等等。

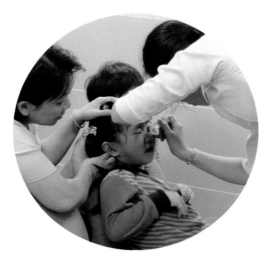

图5　点散瞳剂检查：必要时须点散瞳剂，如此才能验出正确的屈光度，来配眼镜矫正治疗

一般人视力发育都在5岁之前，所以弱视在4～5岁以前治疗效果最佳，6～7岁尚佳，而8～9岁之后发育状况已定型，但还是有治疗成功的机会。在此建议当孩子满3岁且已懂得配合视力检查时，一定要让眼科医生检查视力，必要时须点睫状肌松弛剂(散瞳剂)(图5)，如此才能验出真正的屈光度来配镜或治疗。

而在3岁之前，家长如果发现孩子常常拿不到东西，或者是走路很容易跌倒，也必须注意，很有可能是弱视的征兆，此时应尽早向眼科医生咨询或做检查。

弱视的治疗需要早期发现，早期治疗，治疗的效果通常都很好，因此在幼儿园的视力检查重点在于找出弱视的小朋友，除了视力检查外，还需要做立体视觉检查(图6)，没通过的小朋友，需再让眼科医生检查，若确定是弱视，再由眼科医生诊断是属于哪一类型的弱视，最后给这些弱视小朋友做及时且合适的治疗。

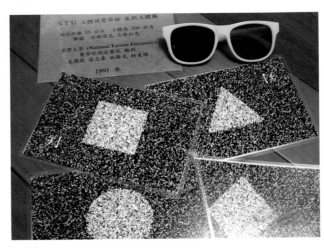

图6　立体视觉检查：给小朋友戴上左红右绿的眼镜观看立体图

小辞典

立体视觉检查

　　立体视觉的检查是请受测者戴上一般常见的红、绿眼镜(俗称的3D眼镜，左眼红色、右眼绿色)后，观看数张立体视觉检查图，此图在裸眼观看时只是一张上面有红、蓝、黑杂点的图，但戴上红、绿眼镜后，即会浮现各种立体的几何图形。

　　通常必须连续答对数题，以排除猜测答案的可能(因受测者通常是幼儿或儿童，考虑到受测者的心理因素)，一般是以100秒为检验标准(立体视敏度从最高到最低为15秒到600秒)，意即如果没有通过此测验，代表受测者的立体视觉相当差或几乎没有，也就是对于物体远近前后的判断力较差。

弱视的配合事项

　　弱视的治疗不像近视的治疗一样戴上眼镜就能马上解决，而是需要较长期的积极配合，有些家长因为短期内看不到效果，或是因为觉得治疗过程旷日持久，或是因为本身忙碌，便没有督促患儿按医生指示进行治疗，也没有定期回诊，直到孩子大了，错过了黄金诊疗时间才懊悔不已。

　　再加上如果是在遮眼或戴眼镜治疗的状况下，患儿有可能因为担心同伴的取笑而没有全程佩戴，此时便需要家长与老师的鼓励与教育，让患儿了解这完全是为了自己好，同时也应该鼓励同伴一起来帮助患儿，一旦患儿能自发性地配合治疗，治疗效果通常可接近100％。

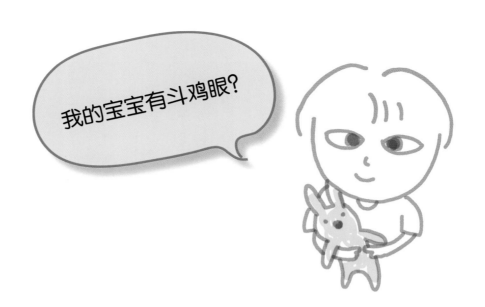

我的宝宝有斗鸡眼？

斜视

最近宥勋的妈妈发现宥勋看东西的时候，两个黑眼球靠得好近，都往鼻子方向挤，好像斗鸡眼。后来，宥勋妈妈就观察其他小朋友，发现宥勋的同伴们都没有这样的问题。宥勋妈妈非常担心，到处问同事、邻居，有没有人家里的小孩跟宥勋一样，可能有斗鸡眼？

邻居慕蓉的妈妈跟宥勋妈妈说："我女儿小时候不是斗鸡眼，她专心看东西的时候，左边眼睛的黑眼球都会往耳朵的方向偏离，刚开始发现的时候，把我吓坏了，带她去找眼科医生看，医生说是外斜视，还好发现得早，及早治疗，不然可能会影响视力的发育。宥勋妈妈你要不要趁现在宥勋还小，先去给眼科医生检查看看宥勋的眼睛是不是真的有异常呢？"

宥勋的妈妈听了之后，就赶紧带着宥勋来医院，宥勋到底是不是真的眼球发育异常，有斗鸡眼呢？

严重程度	★★★☆☆	
治疗难度	早期★★☆☆☆	晚期★★★★☆
传染程度	☆☆☆☆☆	
可能症状	视力变差　缺乏立体感	
治疗方式	🔪 手术　　👓 配镜矫正	
治疗时间	学龄前治疗	
治疗费用	★★★☆☆	

斜视分为内斜视(俗称斗鸡眼)与外斜视,病患除了可能有外观与社交上的困扰以外,实际上也会造成患者可能有弱视或立体感不佳的问题。由于斜视多半是属于先天性的或是婴幼儿时期产生的,因此越早治疗越容易,而且治疗效果也越好,对于患者的生理或心理影响也会越小。

斜视的成因与种类

眼睛在正常情况下看东西时,无论朝哪个方向看,两眼动作总是协调一致的;也就是当看左侧的事物时,双眼都会向左转,当看右侧的事物时,双眼都会向右转。

不过当负责两眼协调运动的某条或某几条眼肌,其力量过强或过弱时,就会让上述的协调运动失灵,此时会出现两个眼球的视线落在不同注视物上的状况,便称之为"斜视"。就好像一左一右拉车的两个人,一旦两人速度不一样,车子便很难维持直线前进。

如果眼球是向内偏斜的,医学上称为"内斜视"(图1、图2)。

如果眼球是向外偏斜的,医学上称为"外斜视"(图3)。

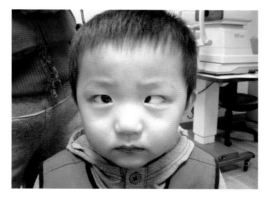

图1 左眼内上斜视:下斜肌过度作用,造成左眼内上斜视

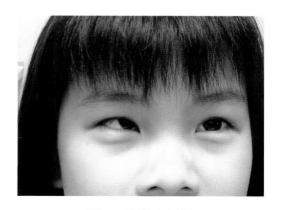

图2 右眼内斜视

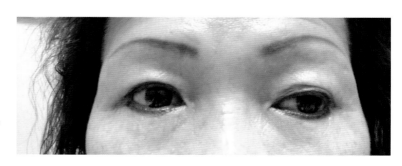

图3 左眼外斜视

不管是内斜视还是外斜视，都会造成一定程度的视力下降。

罹患斜视的主要原因有以下几点：

（一）先天异常

眼部肌肉：多由先天眼外肌肉的位置或本身发育异常，或支配眼部肌肉的神经麻痹所致。

生产过程：生产过程中，医生使用产钳造成婴儿头面部损伤；或者是母亲生产时用力过度，导致婴儿颅内压升高而产生大脑点状出血，而出血刚好在支配眼球运动的神经核处，进而引起眼外肌麻痹所致。

遗传因素：斜视在家族中遗传，不是全体成员都有，往往是散布性地遗传到下一代的子女。一般来说，出生6个月内发生的都称为先天性斜视，这对视功能的发育危害最大，因为它根本不具备建立双眼视物的基本条件。

（二）发育不完善

对儿童尤其是婴幼儿来说，因为无法完美地协调眼外肌，所以任何不稳定的因素都可能会造成斜视的产生。所以5岁以前的小朋友双眼协调视觉功能发育尚未完全，正是斜视的高发期。

产钳

小辞典

产钳的作用是帮助孕妇生产，当孕妇的子宫收缩力不足以将胎儿生出，或是因为生产时间太久，胎儿可能有缺氧问题时，医生可能会使用产钳帮助其生产。

产钳一般来说就是一个像钳子的器械，发明至今已有400～500年的历史。使用时将产钳轻轻夹住胎儿的头部后，再轻轻向外拉出，一般而言只要使用得当，对于孕妇与胎儿不会有永久的损伤或副作用。但因为使用器械原本就有一定的风险，使用产钳而导致婴儿脑部受损的案例时有所闻，也造成许多遗憾与悲剧，因此在很多国家和地区已逐渐被禁止使用。

现今用来取代产钳的器械辅助生产方式，包括使用对胎儿可能造成伤害较小的真空吸引术，或是干脆进行剖宫产。

(三) 眼球发育特点使儿童易患斜视

儿童的眼球小、眼轴短，多为远视眼，且儿童的角膜和晶体屈折力大，睫状肌收缩力强，儿童想要看清物体就需要用更多的调节力，此时双眼也容易用力向内转，于是引起内斜视，又称之为"调节性内斜视"。

斜视的症状

斜视的患者因为眼球无法协调，因此看东西时会经常性地歪脖子、低头眼睛向上看或斜眼看东西，加上患者因为外观很容易被同伴团体嘲笑或取绰号，给往后心理蒙上阴影，甚至造成自卑。

斜视患者与人四目交接时往往会让人产生错觉，或是不自觉地以为患者在看别的地方，甚至不自主地跟着看过去，对双方来说都容易造成误会，在人际关系的建立或维持上会有一定的负面影响。

斜视的检查与治疗方式

儿童斜视是可以治愈的眼疾，而且关键原则就是越早治疗则治愈率越高。不过依照斜视种类和年龄的不同，治疗方法也稍有不同，以下分别介绍说明。

(一) 内斜视

出生后或6个月以内发现的先天性内斜视，应在双眼协调视觉功能发育之前的1～2岁内进行手术。

6个月以后发生的内斜视，千万不要马上动手术，一定要先做散瞳验光，如果是远视，则先戴矫正眼镜治疗3～6个月，如果内斜视经由眼镜就能完全矫正，则不用动手术，继续戴矫正眼镜即可治愈(图4)；如果戴镜已经6个月以

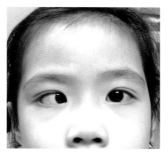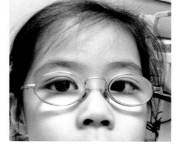

图4　调节性内斜视：左侧图小朋友未戴眼镜前内斜视，经由戴正确的远视眼镜后，眼睛不再斜视(右图)，此种称为调节性内斜视

上，但内斜症状只是稍微减轻或几乎没有减轻，则此时就应尽早施行手术。

单眼性内斜视可先采用遮盖疗法，遮住正常的那只眼，造成交替性斜视，用意是让患者两只眼睛会交替使用，而不会只用正常的那只眼睛，然后再施行手术，如此对恢复双眼功能更有利。

(二) 外斜视

患有外斜视的儿童最好尽早施行手术，特别是间歇性外斜视，虽有戴镜治疗、正视训练等保守的治疗方法，但只能减轻斜视度数，无法完全治愈。最佳手术时期为儿童4～6岁。

(三) 斜视合并弱视

斜视合并弱视的儿童，原则上先治疗弱视，然后再治疗斜视，因为只有视力提高，才能确保手术后有良好的持续效果。但对于大角度的斜视要先矫正斜视，否则不但斜视眼无法发挥其注视功能，连所造成的弱视也无法得到很好的治疗。

(四) 麻痹性斜视

先天性麻痹性斜视的儿童应在3岁左右就施行手术矫正，而后天引起的麻痹性斜视则应尽力寻找病因，并配合药物治疗，经半年治疗无效者方可考虑手术。

斜视治疗的配合事项

斜视的治疗需要长期的积极配合，由于外观上表现较为明显，一般来说家长会比较积极地配合治疗。不过也正由于外观上表现较为明显，再加上治疗上可能会使用遮眼或戴眼镜治疗的方法，有可能会被同伴取笑，导致患儿自信心降低的问题。

此时便需要家长与老师的鼓励与教育，让患儿了解如果他能积极配合治疗，这样的情形并不会一直持续。而老师也必须适时地教育其他同学，尽量减少可能影响患儿心理的因素出现。

斜视的预防

针对不同年龄的孩子，斜视预防的方法也稍有不同，不过有报告提到，要避免儿童看过于靠近的东西。例如对出生不久的婴幼儿，不要让玩具距离宝宝的眼睛太近。

以下介绍几点常见的预防措施：

1. 在婴幼儿发烧、出疹、断奶时，父母更应加强护理，并注意观察其双眼的协调功能，看眼位有无异常情况发生。

2. 如果家族史有出现斜视的病例，即使儿童在外观上看来没有病征，也要在2岁时提前请眼科医生进行斜视检察及验光检查，看看有无远视或斜视，以便及时矫正(图5、图6)。

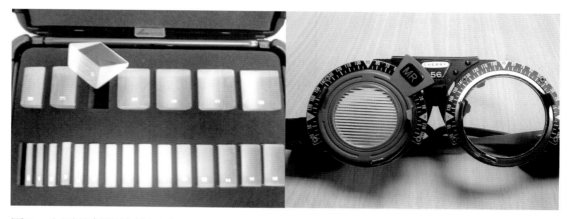

图5　左图是斜视棱镜试验(prism test)，可以检查出病人外观的斜视角度，给予定量并记录。右图是马多克斯杆试验(Maddox rod test)，搭配棱镜试验可以测出患者主观的斜视角度

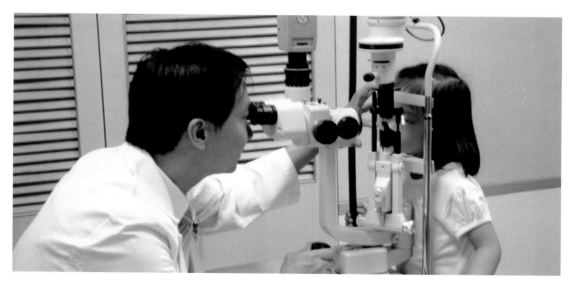

图6　如果家族史有出现斜视的病例，即使外观看起来正常，也要在2岁左右做斜视检查及验光检查

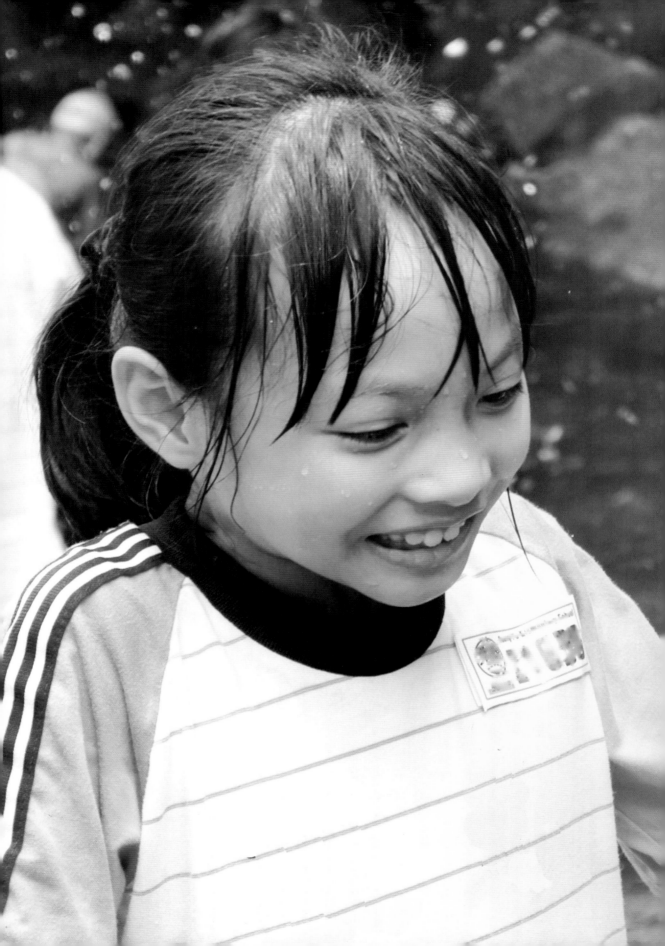

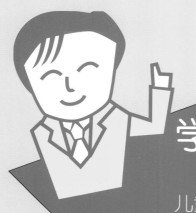

学童篇（6～18岁）

儿童、青少年近视已非常普遍，如何减少视力困扰、提升竞争力？学龄前、青少年期的用眼习惯将是未来视力变化的关键。

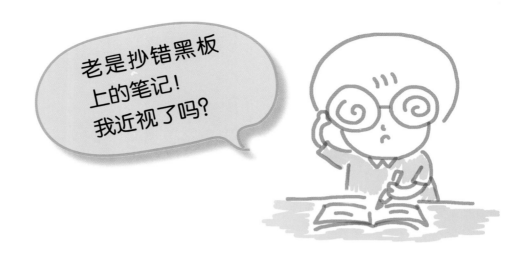

老是抄错黑板上的笔记！我近视了吗？

近视

　　小明最近沉迷于上网与网络游戏，每天下课之后就急忙打开电脑，跟同学们聊天、玩游戏，一坐下来就是一两个小时。最近，在学校上课的时候，小明发现他老是看不清楚老师在黑板上写的字，数字也分不清，一直抄错算式，但他害怕爸妈知道以后，会限制他使用电脑的时间，于是就跟同学阿督商量有没有什么办法。

　　阿督听到就说："简单啊！我教你，你把电脑能改颜色的地方都改成绿色就好了，我听说电脑屏幕只要调成绿色就不容易近视。"小明听了半信半疑，回去把电脑主题色彩改成绿色系。几个星期过去了，小明抄错笔记的次数越来越多，这天刚好遇到学校视力检查，学校里的护士阿姨发给小明一张视力不良通知单，需要家长带小明去医院复诊检查。

　　小明的爸爸看到通知单之后，觉得很纳闷，小明平常也没有说他看不清楚，怎么学校检查的视力却这么差呢？该不会是检查错了吧？于是小明就被带到眼科医生那儿做检查。经过详细检查过后，医生说小明真的近视了！而且需要佩戴眼镜以免影响学习，同时回去要少看电视与电脑、多看远方及适度休息，并搭配点眼药水治疗，度数才不会越来越深。

　　小明还趁机问了电脑的事情，没想到医生听完之后哈哈大笑！小明的方法真的没有效吗？

　　近视是一般人最为耳熟能详的眼疾之一，可能也是最常见的眼疾，几乎所有人都或多或少知道近视的成因，也知道该怎么避免，但往往因为巨大的升学压力，或是影视的泛滥，网络的普及，较少参加户外活动，经常熬夜晚睡，以及饮食不均衡等，近视还是悄悄地来了。

严重程度	★★☆☆☆	
治疗难度	早期★★☆☆☆	晚期★★★★☆
传染程度	☆☆☆☆☆	
可能症状	视力变差	
治疗方式	👁用药 👓配镜矫正	
治疗时间	长期	
治疗费用	★★★☆☆	

中国台湾地区的近视人口比例高达世界第一，将近80％的人口是近视患者，高于世界平均值的40％，而近视患者中又有1/4是超过600度的高度近视，容易引发各种可能导致失明的眼疾。在近视似乎难以避免的状况下，如何延缓近视发生的时间，控制近视增加的速度，或将近视的影响减到最小，正是国民健康最重要的课题之一。

近视的成因与种类

近视眼是指眼球的屈光异常，也就是在眼球调节放松时，物体的光线进到眼内不能恰好落在视网膜上，而是落在视网膜的前面，所以看到的物像模糊不清。犹如调整投影机时，没有将影像聚焦于幕布上，却将影像聚焦于幕布前，这样影像当然不清楚了！所以近视眼的人需要戴一个凹透镜(近视眼镜)，将聚焦点往前延伸，后退至视网膜上，这样才能在大脑中获得清楚的成像。

根据调查统计显示，学生目前近视的年龄及比例呈现年龄越大近视比例越高，度数也越深的现象。一般而言，学生近视发生的年龄为7～16岁，即小学至高中阶段，平均10岁左右就开始近视。

从另一方面来说，若在越小的年龄发生近视，由于眼睛的发育与视力都还不是最稳定的时候，因此日后越有可能演变为高度近视。约75％的学生会在16岁左右停止近视度数的增加，但其余的会继续进行至20～30岁。

青少年如果作业压力大，则每天几乎都与书本、电脑为伴，户外活动相对明显减少，而阅读时也较少注意与书本或电脑屏幕间的距离、姿势与相对位置，更不关心适当的照明条件和适中的阅读时间。若长期处于这种状态下，则

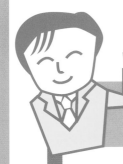

保护眼睛的电脑使用原则

近年来随着电脑与网络的普及，许多人在学习、工作或休闲时都越来越依赖计算机，联上网络的电脑可以写报告、查询数据、社交、购物、玩游戏、看电影……堪称全能的工具。但也由于这样，有些人往往一坐在电脑前就忘了站起来，直到眼睛睁不开了、想睡觉了或腰酸背痛不已，才勉强站起来休息，却已经或多或少造成伤害，也因此避免"电脑综合征"是非常重要的一件事。

对眼睛来说，若使用电脑的地方照明不足，则可能使眼睛过于受到屏幕光线的刺激，另外过暗的光线也可能导致打字时必须花更多心力注意键盘，造成眼睛疲劳，引起眼部肌肉紧绷，甚至可能引发头痛。有些人使用计算机时，电灯或窗户在后方，造成屏幕反射光线，也容易造成眼睛疲劳。

除了光线之外，屏幕的高度应该可以让眼睛平视，如果过高或过低，容易在使用过程中加重眼睛、脖子或肩膀的负担。

而如果屏幕有质量不佳或老化导致的闪烁、忽明忽暗的状况，或是使用时调整得过亮或过暗，色彩反差过低或过高等，看久了都容易导致眼睛疲劳。此外，屏幕也应该配合使用目的与使用环境，在选购时应选择大小适中的。

当然使用电脑时除了眼睛之外，也要注意脖子、肩膀、背部、手肘、手腕、指头甚至膝盖与脚，除了尽量调整到能最轻松工作时的角度以外，最重要的就是避免连续使用超过30分钟，一般而言每30分钟至1小时若能站起来走动、活动筋骨5~10分钟，同时让眼睛看远方或绿色植物做调节休息，都能让自己远离电脑综合征！

睫状肌持续收缩，先形成调节痉挛，进一步就会发展成近视眼。

成人型的近视指的是20岁以后才发生的近视，通常是由于太长时间的近距离工作造成的，特别像是文员、行政人员、企划人员、美术师、工程师等，由于整日与电脑、文书为伴，加班频繁，因此在学生时代保养良好的眼睛也终究"沦陷"。

其实罹患近视之前会有一些警示，但却很容易被忽略，而错过治疗的黄金时机。有些学生因学习时间密集，字迹会愈趋模糊，产生若即若离、浮动不稳的感觉。更有些人在远近交替视物时，视线会出现短暂的模糊现象。这些都是眼睛睫状肌调节失灵的表现，即是眼部太过疲劳所发出的警告。

在发生眼疲劳的同时，许多人还伴有眼睛灼热、发痒、干涩等症状，严重者会向眼眶深部扩散，甚至引起偏头痛，亦会引发颈项、肩背部酸痛，这是由于眼部的交感神经产生疲劳性知觉过敏所致。

从生物学的角度来看，这跟生物的演化其实也很有关系，现代都市人的眼睛很少需要用于看远处，日常生活的空间都很小，因此近视眼的情况在都市比乡村严重。犹如原始时代的人类需要狩猎，能跑得很快，也很会爬树，现代都市人恐怕都不大行。

生物的进化正是如此，进化的方向会去适应所处的环境。老鹰需要很好的视力才可以从空中看到地面的猎物，所以进化出很好的视力；深海的鱼类因为四周漆黑，因此并不需要视力，进化出了很好的嗅觉及触觉以便捕捉猎物。

近视的类型与症状

近视眼的分类按照度数和屈光成分而有不同的类型，简单说明如下：

(一) 按度数分类

一般近视：多见于近视度数低的青少年，小于300度称为轻度近视，300～600度则称为中度近视，一般较少伴随并发症，且多为后天因素造成。

病态性近视：近视度数较高，即大于600度的高度近视，常产生各种并发症，稍后详述(图1)。

(二) 按屈光成分分类

曲率性近视眼：由于角膜或晶状体表面弯曲度过高所致。

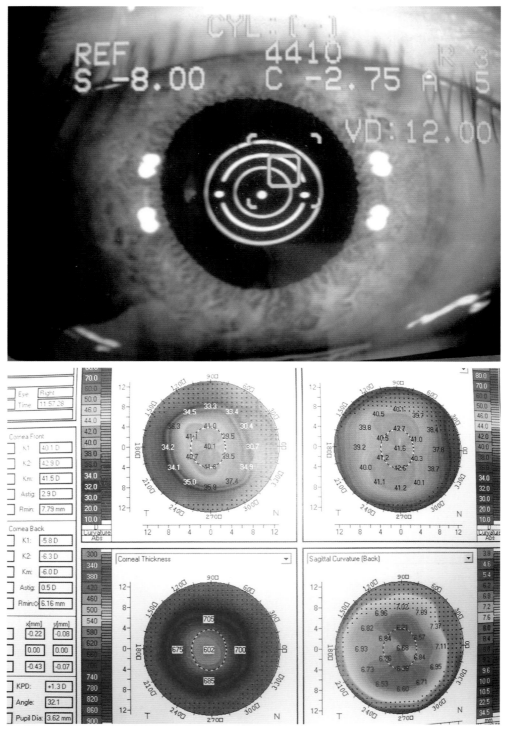

图1　患者验光为−8.00D的近视及散光−2.75D，−6.00D以上就属于高度近视，有时高度散光(>−1.75D)的小朋友，近视的度数很容易加深

指数性近视眼：由于屈光介质的屈光指数过高所引起。

轴性近视眼：由眼球前后轴过度发展所致，大多数近视眼是轴性近视眼。

(三) 重度近视(600度以上)容易引发的各种严重并发症

1. 视网膜脱离

视网膜脱离是近视眼常见的并发症，由于近视眼的眼轴伸长及眼内营养吸收产生障碍，视网膜周边发生囊样变性、格子样变性等，变性区视网膜非常薄，极易发生裂孔现象。再加上玻璃体液化、活动度增加，牵动外围变薄的视网膜而发生视网膜脱离。事实上，罹患视网膜脱离的个案中，就有70％是近视眼患者(图2)。

2. 玻璃体液化变性

玻璃体呈现无色透明的胶冻状，当近视眼造成眼球增大时，玻璃体却不会跟着增加，所以玻璃体不能填满眼球内部，故容易出现变性液化、流动度增加、混浊，引起眼前黑影，造成有飞蚊症的感觉。

3. 白内障

近视眼内营养代谢不正常，使晶状体的囊膜通透性改变，造成晶状体营养吸收障碍和代谢失常，进而逐渐发生混浊现象，视力也会随之减退，产生并发性白内障(图3)。

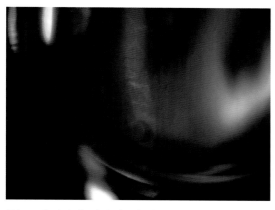 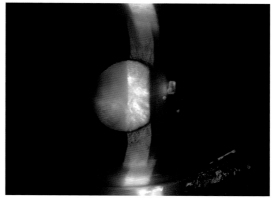

图2　视网膜裂孔合并脱离：由图可见在外围视网膜上有一个瓣形裂孔(flap tear)，合并有局部性视网膜脱离，剥离的上层视网膜与下层的视网膜分开

图3　白内障：由图可见在瞳孔中央后方的晶状体呈现混浊状，如此会影响视力，造成患者视力不良

4. 黄斑部出血和黄斑部病变

近视眼眼部血液循环差，供血量不足，造成视网膜缺血，进而产生新生血

管生长因子(VEGF：vascular endothelial cells growth factors)，这些新生血管生长因子会诱发视网膜下的新生血管逐渐生长。这些新生血管与正常血管不同，管壁极薄，故容易破裂而导致反复出血，出血后又结痂、破裂，如此几次以后即形成所谓的视网膜黄斑部病变(图4)。

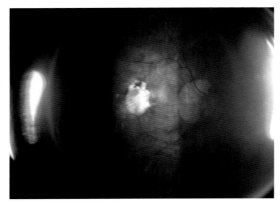

图 4　黄斑部病变：此患者为高度近视患者，由于视网膜变薄导致视网膜供血量不足易造成视网膜缺氧，会造成新生血管因子产生，而诱发新生血管出现

破裂后的出血经眼部吸收后，新生血管会因上述原因再行破裂、再出血，形成恶性循环。眼睛视网膜经多次出血后，局部就会产生疤痕，若导致黄斑部疤痕变性，就会永久性地伤害视力。

5. 青光眼

近视眼眼房角处的小梁网(trabecular meshwork，眼内房水的排水管)结构不正常，所以眼内的房水流出阻力较大，容易引起眼压升高。据统计，高度近视患者30％也患有青光眼，这种青光眼严重的会造成视力逐渐丧失，最后甚至双眼全盲。

6. 斜视

近视眼因眼球增长导致眼外肌不平衡，也会引发眼睛斜视或外隐斜视。因此有些度数稍高的患者，眼神看起来会有些怪异、不灵活的感觉。

近视的检查与治疗方式

近视眼的治疗主要有三个目的：

1. 避免近视真的发生。

2. 避免近视度数持续增加。

3. 避免高度近视后(＞600度)所产生的各种并发症。

治疗近视眼的方法如下：

(一) 点药水治疗

治疗药水即睫状肌麻痹剂，分为"短效型"(如美多丽、托吡卡胺等)及"长效型"(即阿托品)，但"短效型"对于快速进行的近视治疗效果不佳，临床上以长效型的阿托品治疗效果较好(图5)。

1. 优点：方便、便宜，且有一定的效果。

2. 长效型阿托品的缺点：

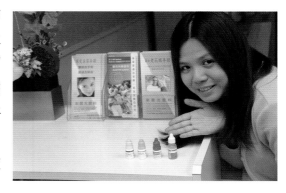

图5　散瞳剂也就是睫状肌麻痹剂，睡前使用一次，长期使用可以使近视度数不会加深太快

(1) 引起调适机能障碍，造成日常生活及阅读写字的不便。

(2) 年龄太小的小朋友(小于5岁)应避免使用。

(3) 药剂使用后会因瞳孔散大而怕光，而长期使用是否会对晶状体及视网膜造成影响，目前仍属未知。但在药剂使用后，还是建议小朋友在太阳底下从事户外活动时，应戴防紫外线的太阳眼镜或帽子。

(4) 极少数病患在使用后会引起眼压升高的问题。

(二) 佩戴眼镜

一般近视度数小于100度的小朋友可以暂时不用佩戴眼镜，若近视度数超过200度则建议佩戴眼镜，否则会因上课时看不清楚黑板上的字而影响其在学校的学习。

1. 优点：戴上眼镜就可以看清楚，改善眯眼及姿势不良的问题。

2. 缺点：

(1) 运动、游泳时不方便。

(2) 即使佩戴"双焦点"或"多焦点"的眼镜，也不能很有效地抑制近视度数的增加。

(3) 眼镜随着度数的增加须一直更换，花费也不少。此时仍须搭配眼药水治疗，以期近视度数不要一直增加。

(三) 角膜塑形疗法(Orthokeratology，简称Ortho-K)

最新的角膜塑形矫正镜片，近年来因材质的进步与更新，使镜片透氧率增加，并设计成晚上睡觉时佩戴，早上醒来拿下矫正片后，即可以拥有清晰的视力。

1. 优点：

(1) 能够有效地控制青少年近视度数一直增加。

(2) 方便运动及水上活动。

(3) 没有戴眼镜不美观的问题。

(4) 不需要点近视的药水。

2. 缺点：

(1) 使用不当会有一般隐形眼镜的并发症，如结膜炎、角膜炎、角膜溃疡等，因此须由眼科专科医生验配。

(2) 花费较贵，但是镜片寿命使用期限长，约可使用10年，而且能省下日后配眼镜及隐形眼镜的费用。

角膜屈光治疗(简称CRT)是最现代的屈光治疗法。它是利用"角膜屈光治疗器"(又称为医学矫正镜片)，将角膜弧度改变，矫正近视、散光和远视等状态，使受疗者不需戴眼镜也可以获得清晰的视力，并且能控制青少年近视加深。角膜屈光治疗法是"不开刀"的方法，故无屈光手术的风险及后遗症，尤其适合发育期间青少年改善视力和控制近视度数一直加深(图6)。

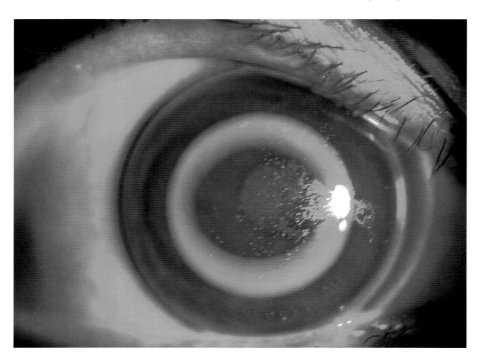

图6　角膜塑形镜片：夜间使用，目的在于减缓儿童近视度数增加，效果良好

近视的防治理论，如何避免近视加深

其实近视的产生是有信号的，例如：本来成绩不错的小朋友却无缘无故对学习产生厌烦的情绪，听课时注意力不够集中，反应变迟钝，记忆力变差，脾气变得暴躁，原本喜爱的事物也开始缺乏兴趣，这些都是罹患近视眼的症状，越早发现近视的预兆，才能越早预防近视的发生。

(一) 由气球学说来看

1. 减少眼球张力

(1) 定期追踪眼屈光度及眼疾；

(2) 尽量避免眯眼、皱眉头的举动(正确佩戴眼镜)；

(3) 避免长时间近距离工作(减少聚焦及调视，每30分钟休息10分钟)。

2. 增加眼球壁抗力

(1) 避免长时间近距离工作(减少眼球淤血，巩膜软化)；

(2) 避免太早发生近视。

(二) 由视觉遮盖论来看

1. 减少眼球发育期接受不正常的影像刺激(避免太早做近距离工作，如看电视、计算机、写字)；

2. 正确矫正眼球的屈光不正。

(三) 由实验性动物实验来看

1. 颜色：蓝色光线对近视有不良影响，容易引发度数加深；

2. 光线：过强及昏暗光线均有不良影响；

3. 影像不清楚会有不良影响(如散光、度数矫正不足)；

4. 散光度数深(>175度)，近视度数越容易加深。

给小朋友的叮咛

1. 阅读写字时要保持正确姿势，并与书本保持30 cm以上的距离；

2. 在光线充足的环境下阅读及写字，但避免在阅读和写字的范围内有投影或眩光的干扰；

3. 不要把课本放在旁边斜视阅读；

4. 看电视时至少要距离屏幕对角线长度的6倍以上；

5. 不论读书还是看电视，都要定时让眼睛适当休息；

6. 每天要保持充足的睡眠，幼儿园小朋友每天至少要睡10个小时，小学生至少要睡8个小时，这是最简单的预防近视加深的方法！

给家长的小提醒

1. 孩子3～4岁时就可进行第一次的视力和立体视觉检查。如果有斜视、弱视的问题却没有在此时及早发现、治疗，就会影响立体视觉的发育甚至丧失立体视觉，之后也应每半年定期做一次检查，帮助孩子保持良好的视力。

2. 现代孩子没有营养不良，只有营养不均衡的问题，所以平日让孩子多摄取一些深色绿叶蔬菜及富含纤维素、维生素B、维生素C的食物，可以预防近视加深太快；叶黄素或鱼肝油、DHA则可保护视网膜及视神经细胞。

3. 家长们应多带孩子去郊外走走，让孩子多接触大自然、观赏绿色植物和看看远方，对孩子的视力保健绝对有正面的帮助！看看国外的孩子也一样打游戏、玩计算机，但近视的比例就没有我们高，除了遗传因素，国外的小朋友拥有较多的户外活动也是重要因素。

4. 越小的孩子眼睛还未发育完成，用眼的时间就应该越短，所以家长们要随时提醒小朋友每用眼30分钟就要让眼睛休息一下，并且减少孩子看电视、漫画和玩计算机等近距离用眼的活动时间。

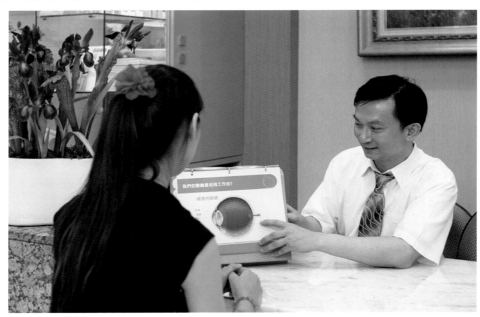

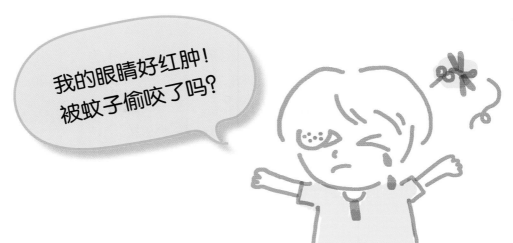

我的眼睛好红肿！
被蚊子偷咬了吗？

过敏性结膜炎

"小明！起床喽！"一大清早妈妈一边做着早餐一边叫小明起床上学，但是喊了好久，小明却不像以往一样，马上起床，反而在床上叫着"妈，我眼睛睁不开了！"妈妈以为这只是小明赖床的借口，因为昨天全家一起去山上赏花，晚上又去逛夜市，玩得很累，因此不以为意地继续叫。没想到，没过多久，小明突然哭出来了："妈！我眼睛真的很肿，睁不开了！"

小明的妈妈一看，吓了一跳！天哪，小明的眼睛真的又红又肿，好像被蚊虫叮咬到一般，而且充满了黄稠的分泌物，勉强撑开小明的眼睛，发现他整个眼白都布满了血丝。难道晚上睡觉的时候被蚊虫咬到了吗？但是妈妈想起，昨天晚上回家之后，小明就说眼睛周围不太舒服，以为是他玩得太累，睡过觉醒来就会好了，没想到早上醒来竟然这么严重。

这时小明又吵着要妈妈把电灯先关掉，因为觉得光线好刺眼，小明的眼睛究竟出了什么状况？妈妈带着小明赶紧去找医生……

严重程度	★★★	
治疗难度	早期★★★☆☆	晚期★★★★★
传染程度	☆☆☆☆☆	
可能症状	视力变差　眼睛红肿	
治疗方式	用药	
治疗时间	短期	
治疗费用	★☆☆☆☆	

郊外明媚的春光总令人想一亲芳泽，不过对有些人来说真是"只可远观"，因为季节性的过敏因子，像花粉、孢子等，可能会让具有过敏体质的人的鼻子或眼睛出现过敏症状，也就是一般所称的"花粉过敏"，这虽然不会传染，但患者往往鼻涕、眼泪直流，又打喷嚏又咳嗽。

眼睛的"过敏性结膜炎"除了在春天容易发作以外，也可发生在一年四季，或是因为个人体质关系。不过有些过敏性结膜炎可以很快康复，有些严重时却可能会造成对视力的威胁，因此一旦发现病症，还是要尽快寻求眼科医生的诊治。

过敏性结膜炎的成因与种类

一般来说，过敏性结膜炎特别容易在季节交替之际发生，尤其好发于儿童及青少年身上，通常和过敏性体质有关；时常接触到易引起过敏的物质也会引起过敏性结膜炎，例如花粉、尘土、小动物的毛发、灰尘等都是常见的过敏原，有些孩子甚至对酒精、衣服的纤维等也会产生过敏。

小辞典

过敏

过敏是身体免疫系统的一种"过度敏感的反应"，一般而言当身体认为被入侵时，会对入侵物进行排除或消灭等反应，但当反应过度或不当时，反而可能出现错误的处置方式(过度反应)，例如发痒、发热、肿胀等炎症反应。

严重的过敏可能会使全身性血管过度扩张，但因为血液的流量并没有同时增加，因而使得血压急剧降低，导致患者因为血压过低而死亡。

引发过敏的一切事物都被称作过敏原，过敏原的范围十分"广阔"，每个人的过敏原可能也都不同，无论是气体、饮食、温度、化学物品、药品，甚至是情绪、受伤等都可能引起过敏或严重过敏。

由于过敏性结膜炎是眼科诊所常见的疾病，大人和小孩都很容易患病，特别是具有过敏体质的小朋友更是好发对象。过敏性结膜炎是因为眼睛表面黏膜对于空气中悬浮的特殊过敏原产生过敏的反应所致。

发生过敏性结膜炎的患者除了眼睛会感到不适，同时还可能产生鼻腔过敏症状，所以医学上也称之为"过敏性鼻炎结膜炎"。主要可分为以下几种：

(一) 季节性过敏性结膜炎

通常是因为植物的花粉或孢子所引起，出现在特定花粉或孢子浓度升高的季节，所以在春天到诊所求助的这类病患特别多。此种结膜炎虽然很少造成视力上的后遗症，但是所引起的不适感和容易再发的特性也会造成生活上的困扰(图1)。

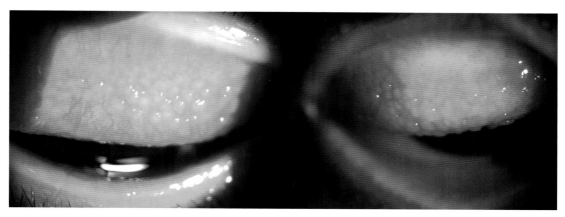

图1　罹患过敏性结膜炎的人，将上眼皮翻开来，可见到有许多滤泡在结膜上

(二) 常年性过敏性结膜炎

通常是因为对霉菌、灰尘、宠物毛、尘螨等过敏所引起。与季节性过敏性结膜炎相同，对视力不会造成任何后遗症。

(三) 异位性角结膜炎

通常出现在有异位性体质的患者身上，尤其是异位性皮肤炎的成人(图2)。症状是在脸上常有侵犯到眼睑的湿疹，眼睑会有发炎的现象，并容易合并葡萄球菌感染；另外结膜会出现严重的

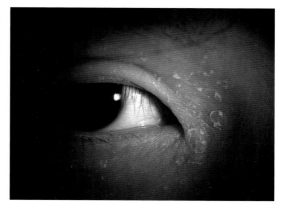

图2　有些有异位性体质的人也容易发生过敏性结膜炎，由图可见在眼周的皮肤上有湿疹(eczematous skin)及皮屑产生

69

充血、乳突状增生、结痂和萎缩，由于常合并侵犯角膜，会形成角膜斑块及结痂，甚至穿孔，有时会造成视力上的威胁，必须多加注意(图3)。

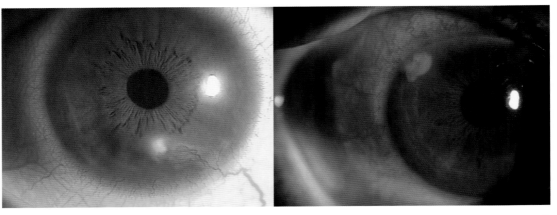

图3　过敏性结膜炎严重的病患，在角膜上有时也会产生新生血管的合并症，会造成角膜混浊变性

(四) 春季角结膜炎

这是一种少见的过敏性结膜炎，常和气候因素有关，多盛行于气候温暖的地区，好发对象为儿童及青少年，通常青春期后便可自行缓解。患者除一般的结膜炎症状外，眼睛还会出现黏稠的分泌物，使眼睛难以睁开，眼睑部分会出现巨大的乳突状增生物(直径大于1 mm)，在巩膜角膜缘可见到白色小斑点(trantas dots)，有时也会造成角膜溃疡及斑块，进而影响视力。

过敏性结膜炎的种类与症状

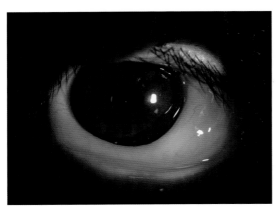

图4　过敏性结膜炎有时会产生结膜水肿，外观看起来就像水泡一样

如果患了过敏性结膜炎，会产生以下症状，不过通常这些症状的产生不一定会有季节性的差别，这些症状包括：

结膜水肿、充血(图4)、眼睛微红、结膜产生小滤泡、易长结膜结石(图5)、眼睛分泌物增加、畏光(有些过敏体质的小朋友，看电视会斜着看，因为怕光，父母会以为孩子有斜视或近视而看不清楚)、眼睛痒、眨眼睛、揉眼睛、眼皮肿、眼皮外表有皮屑、黑眼圈、易长麦粒肿(即睑腺炎)(图6)；另外，也会出现眼睛疼痛、易酸涩疲劳、视力模糊、飞蚊症增加或合并有偏头痛或眼眶痛的现象等症状，也都必须多加留意。

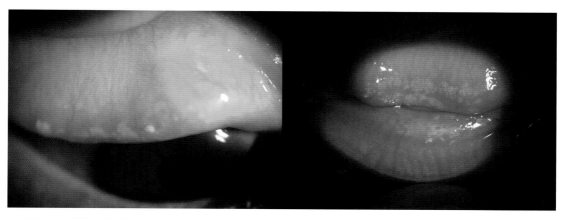

图5 过敏性结膜炎的患者由于结膜长期慢性发炎，因此在眼结膜上容易有结石产生

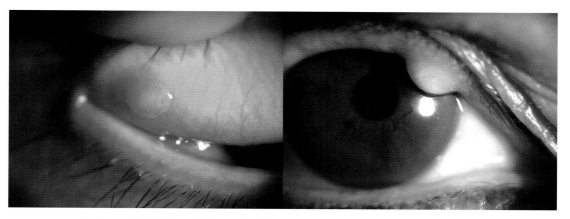

图6 过敏性结膜炎的人有时容易长麦粒肿，即俗称的"长针眼"

过敏性结膜炎的检查与治疗方式

要诊断是否患了过敏性结膜炎，首先要先排除病毒感染的流行性传染性结膜炎。病毒感染的流行性结膜炎传染力极强，但过敏性结膜炎却不会传染。

如果具有过敏家族史、其他过敏症，或者是检查显示有过敏体质等，都是过敏性结膜炎的好发对象，这些情况都可以作为诊断依据。

在物理性的治疗方面，主要是利用冰敷(或冷敷)来降低眼睛部位的温度，减缓过敏细胞活性，减少过敏化学物质释放来减缓过敏症状。不过千万不要直接使用冷水、冰水或生理食盐水冲洗眼睛，因为这样不但可能造成过敏症状加剧，甚至会造成其他细菌感染或后遗症产生。

治疗过敏性结膜炎最有效、安全和确实的方式还是经由眼科医生诊断之后，给予局部肥大细胞稳定剂药水或抗组胺药水治疗；症状严重的病患则再加上类固醇药水来减轻眼睛过敏、发炎的情形。

只要过敏症状缓解后，就可以逐渐减少用药，最后在眼科医生处回诊确定痊愈，就可以完全停止用药，并不需要长期治疗，以后只要做好预防的工作即可。至于隐形眼镜的使用者，需要减少使用隐形眼镜的时间，建议仅在重要场合的时候佩戴，从而降低对眼睛的刺激，以达到减少过敏性结膜炎发作的频率。

小辞典

组胺与抗组胺

组胺是身体内化学传导物质的一种，能影响细胞的许多反应，包括过敏反应、发炎反应等。它也具有神经传导的功能，能传递像痛、痒、困的感觉。组胺也可以帮助组织修复与生长。

但组胺若是对于过敏原的反应太强，可能造成过强的过敏反应，非常容易造成过敏患者不舒服的感觉，因此通过抗组胺药剂或药水，可以减轻过敏反应，使过敏患者感觉比较舒服。

过敏性结膜炎的预防

目前对儿童过敏性结膜炎的治疗，首先第一步就是要确定过敏原，确定后就要立即除去过敏原，这样通常就可以得到良好的效果。不过大多数的过敏性结膜炎并无法或难以查出正确的过敏原，这时可从改善生活环境着手，特别是空气质量和住处要保持干净，以减少过敏原的影响。

健康的身体状态、规律的生活作息和良好的饮食习惯，都能增加身体对过敏的抵抗性，是最自然的预防和治疗方式，因为过敏性的疾病和免疫力失调有关，身体状况差就易免疫失调，过敏性结膜炎就易发作。

1.适度运动：鼓励孩子多运动，可改善过敏体质。

2.注意饮食：替孩子选择过敏原较低的食物，如蔬菜、水果等。一般来说较易引起过敏的食物包括蛋白、香菇、带壳海鲜或太甜太凉的零食等，易过敏的孩子应该少吃这类食物。

3.定期清洗：家中的棉被、床单、窗帘等都是易引起过敏的来源，最好也减少家中的毛绒玩具及地毯的使用，以避免沾染灰尘及尘螨，减少过敏原。

4.切断过敏原：如果能确定孩子因为什么过敏，就应该马上避免让孩子再接触那些过敏原，以停止过敏物对孩子的刺激。建议在家中安装除湿机、除螨机或空气净化器，这样可排除某些过敏原。

5.保持卫生：提醒孩子要随时保持个人卫生，特别是在触摸眼睛之前一定要先将双手清洗干净。

6.滴药预防：过敏性结膜炎在冬天及春天特别好发，所以可以考虑预防性地滴抗过敏眼药水。

尘螨

小辞典

尘螨是一种体积非常小的八脚动物，在某种程度上跟蜘蛛算是亲戚，一般长度为0.1～0.4 mm，肉眼很难辨识出来。尘螨的数量与繁殖能力都相当惊人。

尘螨生存在温度适中且略微潮湿的环境中，并喜欢在毛毯、地毯、床垫、枕头、沙发及毛绒玩具等地方生长与繁殖，只要吃人或动物的皮屑甚至是自己的排泄物就可以存活。

尘螨作为过敏原是非常"称职"的，不管是活的尘螨、死的尘螨，还是尘螨的排泄物，都可能会诱发过敏。又因为尘螨喜欢待在床、沙发这些人类经常久待的地方，因此引发过敏的威力更是强大。

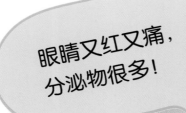

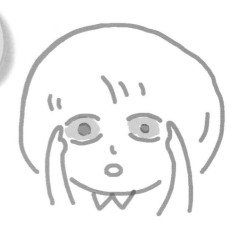

眼睛又红又痛，分泌物很多！

急性结膜炎

冠宏前几天跟着家人去百货公司周年庆之后，这几天突然开始咳嗽、有点发烧，两个眼睛又红又肿，分泌物很多，老师请冠宏的爸妈带冠宏去看医生。

但坐在冠宏旁边的妙云，隔天来上学的时候，两个眼睛也是充满红色的血丝，而且痒痒痛痛的。老师觉得不大对劲，两个人怎么都是差不多的症状呢？于是趁着下课休息时间，带着妙云到学校附近的眼科求诊。

医生看过妙云的眼睛之后，说妙云眼睛的症状会传染给其他的人，所以需要小心，除了滴眼药水控制之外，还要勤洗手，避免传染给其他的同学，如果有类似发烧感冒的症状，还必须去内科求诊。

冠宏和妙云的眼睛到底怎么了？为什么会互相传染呢？

严重程度	★★☆☆☆
治疗难度	★★☆☆☆
传染程度	★★★★☆
可能症状	红肿　刺痛　分泌物多
治疗方式	用药
治疗时间	平均两周
治疗费用	★☆☆☆☆

急性结膜炎俗称为"红眼病"，主要是因为眼睛结膜受到感染导致急性发炎，也是眼科门诊常见的疾病之一。

急性结膜炎的成因与种类

引发急性结膜炎的罪魁祸首主要是病毒(如肠病毒、腺病毒、柯萨奇病毒),也有少数是由细菌等引起的(如披衣菌),在炎热潮湿的夏季最容易出现,不过凉爽的春秋两季也是好发时节。一般流行的途径以拥挤人多的公共场所直接或间接的接触性传染最为常见。

小辞典

病毒

病毒是一种体型非常小的微生物,由于小到可以通过能过滤细菌的过滤器,因而也称作滤过性病毒,也因为其太小,以至于一般的显微镜都无法观察到它,必须使用更高倍率的电子显微镜(1931年发明)才能观察到。

若依据不同的传染源,常见的急性结膜炎可分为以下3类:

1.流行性角结膜炎:由腺病毒感染造成。潜伏期为3~5天,病程2~4周,年龄较小的儿童受到感染时可能会有出血或形成假膜的状况发生,有的还会并发点状浅层角膜发炎,这种点状角膜炎有的会随结膜炎一起痊愈,有的若产生结膜表皮下结痂白斑得要好几个月才能慢慢消失,或持续终生(图1、图2)。

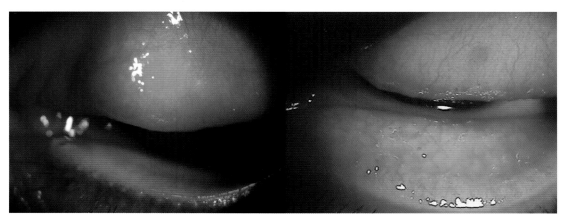

图1　急性结膜炎:结膜红肿,发炎反应强烈,分泌物增加

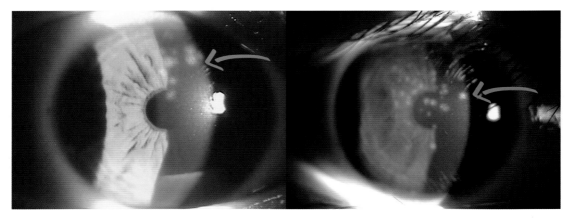

图2 急性结膜炎有时因体质的关系或延误治疗，由于发炎时反应过于厉害，使得复原之后产生角膜的后遗症"角膜白斑(subepithelial scar)"(如箭头处)，会影响视力，造成视力模糊

2.流行性出血性结膜炎：由肠病毒或柯萨奇病毒感染所造成。这种结膜炎的发病时间非常迅速，病程大约10天，还常合并耳前淋巴结肿痛和结膜下出血的病征出现(图3)。

3.披衣菌性结膜炎：由披衣菌感染所造成。潜伏期为1~2个星期，如果放任不管，可以拖到数个月之久！一般来说主要的症状是分泌黄色脓性分泌物，合并有耳前淋巴结肿痛，甚至可能产生角膜旁边周围的血管翳(图4)。

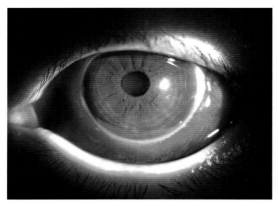

图3 流行性出血性结膜炎会造成结膜下出血

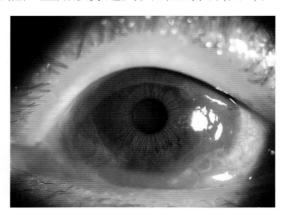

图4 角膜周边产生血管翳

血管翳(yì，遮挡物的意思)

小辞典

　　血管翳是因为角膜发生病变，角膜周围开始出现新生血管，各血管之间会产生蛋白质渗出，形成灰白混浊的一层，对于视力产生影响，严重时甚至会遮蔽视野。

急性结膜炎的症状

　　急性结膜炎的发病很快，往往在感染后一两天以内，双眼就会开始肿大变红，那是因为结膜一旦发炎，炎症反应就会使结膜组织的微血管扩张，并排出组织液，此时白细胞也会增加，不断产生坏死的细胞，刺激泪腺分泌大量泪水，于是炎症反应的废物混合泪水就变成分泌物，伴随而来的急性结膜炎共同特征有：

　　(一) 一般常见的状况

　　1.眼睛黏稠的分泌物很多，早上起床上下眼睫毛粘在一起，难以睁开双眼。

　　2.眼白发红，眼睛发肿。

　　3.容易流泪，眼内有灼烧的刺痛感、异物感，害怕强光。

　　(二) 较为严重的状况

　　1.有些患者会伴随耳前淋巴结肿大、疼痛，极少数会有类似感冒的症状，例如头痛、发烧、咳嗽等。

　　2.严重者可能在结膜表面产生黏稠的白色薄膜(即假膜)，甚至会并发角膜发炎与糜烂(图5)。

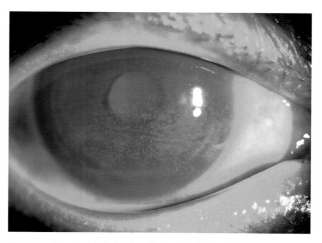

图5　急性结膜炎有时会合并角膜炎或角膜糜烂，由图可见经由染色看到角膜破皮的现象

(三) 急性结膜炎的周期

急性结膜炎一般在开始的3～6天感染情况最严重，只要经过适当而正确的治疗，通常2个星期以内就可以消退，恢复正常。

(四) 急性结膜炎的误判

并不是只有急性结膜炎才会造成红眼睛，还有许多疾病也都会造成眼睛发红的症状出现，例如巩膜炎、结膜下出血、角膜溃疡、急性青光眼、葡萄膜炎、配隐形眼镜时间过长等。

所以当发现眼睛出现红肿、不舒服的现象时，一定要马上去找专业的眼科医生检查治疗，不要自行诊断，到药房随便买药，一旦发生误判，最严重时可能会因为延误病情，造成难以弥补的错误。例如，若是不小心滴了类固醇过高的药水，最严重时可能会造成青光眼、白内障，进而有视力永久损伤的可能，因此不可不慎！

急性结膜炎的治疗方式

(一) 流行性角结膜炎及流行性出血性结膜炎

严重者可使用类固醇眼药来减轻眼部的症状，再合并使用抗生素眼药，以防止继发性的细菌感染。

(二) 披衣菌性结膜炎

必须口服四环霉素或红霉素抗生素，连续治疗三周以上，并且合并抗生素眼药一起治疗，才可以缩短疗程、彻底根治。

类固醇

小辞典

我们常听说有些运动员使用类固醇让体能更好、肌肉更结实，但同时也带来许多对身体不好的副作用。类固醇在医疗上的主要功能之一就是消炎，对于严重的发炎、过敏这两种症状具有很好的效果。

小辞典 | 抗生素

上文中提到的四环霉素、红霉素，以及常听说的青霉素(盘尼西林)、金霉素(四环素类抗生素)等都是从霉菌中分离出来的，医学上的主要用途都是杀菌、抗菌，因此都属于抗生素。

(三) 假膜

如果眼睛产生了假膜(pseudomembrane)，医生会先行除去，除了可减少不舒服的感觉外，也能使眼药水吸收良好，以达到更好的治疗效果。

急性结膜炎的配合事项

除了以上的治疗方式稍有不同外，只要是急性结膜炎患者，在治疗上必须共同注意的事项包括：

(一) 注意眼部清洁

因为急性结膜炎会造成大量眼睛分泌物，如果一直没有清除，一段时间后会在结膜表面形成一片黄灰色的薄膜，可以先使用生理食盐水或人工泪液来清洗眼睛，再点治疗用药水，以达到良好的治疗效果。

(二) 遵照医嘱用药

如果是细菌性结膜炎，使用抗生素眼药水就很有效；不过对于病毒性结膜炎，抗生素眼药水虽无疗效，但有预防感染的作用。

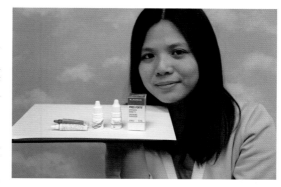

图6 含类固醇的眼药水，对于急性结膜炎的不适症状，可以快速起效

在急性期以内，必须1～2小时就点1次药水，每次1～2滴，就寝前涂眼药膏。如果症状比较严重，医生会给予使用含抗生素和类固醇的复方药水，等到症状稍有舒缓之后，再改用不含类固醇的眼药水(图6)。

前面提过急性结膜炎的病程大约两个星期，点眼药水的作用主要是减轻症状，无法缩短病程，所以一定要好好地配合医生，耐心持续地按时点药，并依照医生指示换药或停药，这样才会有良好的效果。千万不要因为点了几次眼药水之后觉得没有立即见效，就马上换个医生或诊所，这么做无疑是多此一举，费心又破财。

(三) 避免感染扩大

因为急性结膜炎属于具有传染性的疾病，所以避免继续传染是患者的义务也是责任。除了避免自体传染以外(例如左眼传到右眼)，也要尽量避免进出公共场所，尤其是公共游泳池之类的，以免传染给更多的人。

学生或上班族，在患病初期如果可能的话，最好在家中休息，除了可避免传染给同学或同事以外，因为急性结膜炎有容易畏光的不适感，多休息、睡眠充足也能好得快些。

(四) 停戴隐形眼镜

平常佩戴隐形眼镜的人，在治疗期间，应该马上停戴隐形眼镜，改戴框架眼镜，否则不但会影响眼药水的疗效，若角膜有伤口，还会引起角膜溃疡。而且戴上隐形眼镜之后刺痛感会加剧，眼红的状况也会更严重，实在是弊多于利，所以爱美的青少年们还是要先忍耐一下，待完全恢复后再重新佩戴隐形眼镜。

急性结膜炎的预防

1. 游泳时请选择正规消毒、清洁完善的游泳池或水上乐园。

2. 公共场所的毛巾无论看起来再怎么干净，也千万不可用来擦拭眼睛，最好使用个人专属的毛巾和盥洗用具，或是使用卫生纸巾，自己的毛巾与盥洗用具当然也不可以借给他人使用。

3. 不要养成用手揉眼睛的习惯，并且要注意个人卫生，不论外出还是在家，只要从事跟眼睛有关的行为，例如佩戴隐形眼镜、化妆、卸妆、敷面膜等，都要先行用肥皂或洗手液洗手。

4. 如果家中孩子罹患急性结膜炎，最好采取一些隔离措施，如患儿使用过的东西，就算只用过一次，也要经过严格清洗消毒后才可以再使用。全家人在这段时间都要勤洗手，且不可搓揉眼睛以避免直接或间接被传染。

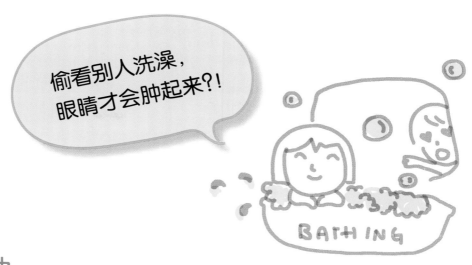

麦粒肿

早晨，谦谦的妈妈跟平常一样一边准备早餐一边叫谦谦起床。谦谦虽然起床了，但却用手一直捂着右边的眼睛，问妈妈今天可不可以不去上学？

妈妈觉得奇怪，谦谦看起来很健康，作业也都写好了，怎么会突然不想上学呢？"谦谦，你的手为什么要一直遮住眼睛呢？"

谦谦慢慢把手放下来，扭捏地说："上次小凯到学校的时候，眼睛跟我现在一样肿了好大一个包，被小明笑了好几天，说他一定是偷看别人洗澡，所以眼睛才会长出奇怪的东西，肿起来了！我今天不想去上学了……我又没有偷看别人洗澡……"

妈妈听了觉得又好气又好笑，就带着谦谦到眼科去找医生求诊。谦谦的眼睛为什么会肿了一块呢？

严重程度	★☆☆☆☆
治疗难度	★☆☆☆☆
传染程度	☆☆☆☆☆
可能症状	红肿　刺痛
治疗方式	热敷　用药
治疗时间	平均一周
治疗费用	★☆☆☆☆

麦粒肿学名为睑腺炎，俗称"针眼"，往往在一早起来时才会突然发现，这个不速之客有时刚好在我们约会或面试时降临，让我们感到十分无奈，只好

硬着头皮出门。事实上，麦粒肿的形成原因多半是眼睛接触到不干净的空气或者物品，造成细菌感染，例如雾霾天的隔天，通常就会有较多的人因为眼睛不舒服去眼科报到，有时前一天晚上睡得太晚也会让针眼有机可乘。

眼睛长了脓肿看起来有个凸出的小包，又会有点刺痛，好像针在刺似的，因此大家都叫它为"针眼"。在医学上，因为其肿胀的情况发生在眼睑边缘或内侧，状似麦粒，所以学名称为"麦粒肿"。

麦粒肿的成因与种类

麦粒肿是出现在眼睑的脓包，产生主因是眼睛的毛囊或腺体受到急性细菌感染发炎所致。我们的眼皮有3种腺体，分别是睑缘腺(蔡斯腺)、睑板腺(迈博姆腺)和睫毛腺(莫尔腺)，这些腺体会分泌出一种脂质分泌物，用来阻止泪液的蒸发，在正常的状况下，这些腺体的通路和排泄功能都很正常，细菌不会在里面繁殖。

不过因为我们的眼睛总是暴露在外，接触到空气中的许多灰尘、病菌或毒物，再加上有时我们会用手揉眼睛、不小心使用到不干净的毛巾，或者是在眼部使用化妆品不当，致使细菌很容易沿着睑板腺导管开口(图1)或睫毛毛囊根部入侵，特别是金黄色葡萄球菌，因此造成急性化脓性感染的麦粒肿。

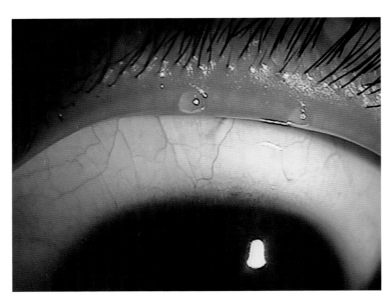

图1　睑板腺阻塞：造成在睑板腺开口处形成小水泡，有时这样也会引起感染造成麦粒肿产生

金黄色葡萄球菌

金黄色葡萄球菌是因为在显微镜下看起来像是一串串金黄色的葡萄而得名，它在自然界存在于空气、水、灰尘、排泄物中，可以说是无处不在，它是引起食物中毒的主要原因之一，严重性仅次于著名的大肠杆菌。

金黄色葡萄球菌在高温与高盐下生存能力很强，因此普通的食物烹调方式也很难将之消灭，不小心吃到感染的食物会引起呕吐、腹泻，还可能恶化。金黄色葡萄球菌中毒性较强的是耐甲氧西林金黄色葡萄球菌(MRSA)，也就是近来才广为一般人所知的"超级细菌"，大部分的药物都无法将其消灭。

感染了一般金黄色葡萄球菌的治疗方式为使用青霉素与红霉素，如果是上述耐甲氧西林金黄色葡萄球菌感染，则须使用更为高效的万古霉素(Vancomycin)加以治疗方能见效。

次要形成原因：

1.太过疲劳或睡眠不足，以至于身体对细菌的抵抗力下降，也可能会增加麦粒肿发作的机会。

2.当眼睛过于疲劳时，眼睛肌肉收缩无法放松，造成睑板腺的阻塞不通导致发炎，形成麦粒肿。

3.少数对某些食物如海鲜或巧克力等过敏的人，吃了这些食物之后也可能导致睑板腺发炎，因而出现麦粒肿。

麦粒肿的症状

按照麦粒肿长在眼皮内外的不同，又可分为"内麦粒肿"和"外麦粒肿"，二者症状相似，为红肿、刺痛、痒、灼热等，按压肿胀的位置会觉得刺痛(图2、图3)。

内麦粒肿如果硬去挤压的话，脓液可能会流出，带着细菌往眼眶内流会造成扩大感染，对于抵抗力差的人(如时常熬夜晚睡、糖尿病患者等)，严重时麦粒肿可能演变成眼眶蜂窝性组织炎(图4)，最严重时可能致命。

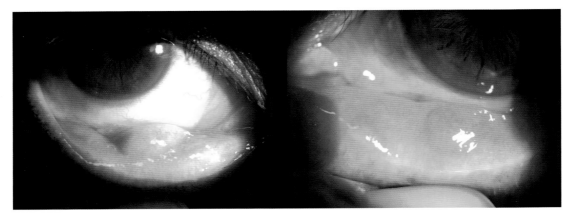

图2 脓包长在眼皮翻开来的里面，称为内麦粒肿（左图）。有时内麦粒肿久了没有消掉，会有肉芽化的组织产生(右图)，此时需手术处理才能消除

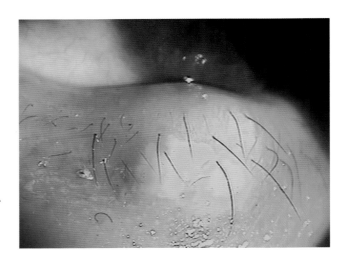

图3 外麦粒肿：脓包长在眼皮的外面，称为外麦粒肿

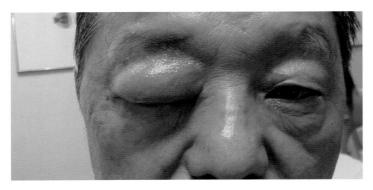

图4 蜂窝性组织炎：有时麦粒肿会演变成严重的眼眶蜂窝性组织炎，少数会引起菌血症，最严重时可能会致命

蜂窝性组织炎

人体皮肤分为表皮、真皮与皮下脂肪组织，而皮下脂肪组织一层一层的排列方式与蜂窝相近，皮下脂肪因为细菌感染而发炎，就称为蜂窝性组织炎。发生蜂窝性组织炎的部分，在外观上看来是红红的一大片。

蜂窝性组织炎的一般成因是伤口处理不慎造成感染所致，除了受伤时没有好好治疗保护伤口以外，像拔牙、严重脚气等都可能造成细菌入侵，有时会听说有人在发洪水时，因为脚一直泡在水里得了蜂窝性组织炎，其实是因为脚上有伤口而不自知，又一直泡在脏水里，使细菌有机可乘。

蜂窝性组织炎的治疗方式，初期是以使用青霉素这类抗生素为主，如果已经长脓，则需开刀做引流或清创处理，如果因为感染过深或过晚治疗，或患者没有配合服药或停止熬夜、喝酒等行为造成状况持续恶化，则可能需要做组织重建，甚至是截肢处理，后者也是造成蜂窝性组织炎人人闻之色变的原因。

麦粒肿的周期

在确保麦粒肿不再受到细菌或脏物污染的情况下，通常1周左右就会自行消肿痊愈。

麦粒肿的治疗方式

（一）用药

通常医生都会给予口服抗生素及含抗生素的眼药水，治疗1周后几乎都会痊愈。

若脓液始终无法顺利排出，或硬结肿胀的程度严重，可请医生采用手术的方式切开脓包以排出脓液，或将肿块切除。切勿自行使用未经消毒的针去挑除，容易造成细菌再度感染，甚至会留下疤痕，影响眼型。

麦粒肿的配合事项

除了配合医生的治疗进行服药与点眼药水以外，患者如果在家进行下列处理，除了能缓解麦粒肿带来的不适感外，也能加快痊愈的时间。

（一）热敷

准备50～60 ℃的热水(约洗澡水的温度)，拿干净的毛巾浸入热水中，闭上眼睛敷在眼皮上5～10分钟，每天敷3～4次，如此可使堵塞的腺体开口打开，帮助排除脓液，并保持血液循环，降低炎症的不适感，能在热敷后再用点药效果更佳。

（二）按摩

轻轻按摩肿胀的部位，将腺体内不洁的分泌物推挤出来。

（三）饮食配合

患病期间最好选择清淡、容易消化吸收的饮食，至于辛辣、刺激、腥膻的食物，例如羊肉、虾、辣椒、蒜等就暂时不要吃，当然别忘了要多吃蔬菜、水果，这些食物都能增加抵抗力，有助于尽快康复。

麦粒肿的预防

麦粒肿的形成主因是眼部不清洁，所以最好的预防方法就是平常要多注意眼部卫生，不要随便揉擦眼睛；尽量避免眼睛接触风沙、化学物质或烟尘的刺激，所以骑摩托车者最好戴全罩式安全帽或护目镜来保护眼睛。平常在路上如果遇到施工，有沙尘、脏水喷溅时，也要尽量避开甚至绕道远离。

另外，不要过度用眼以免眼睛疲劳；保持充足睡眠与均衡营养及少烟、少酒，身体就会有足够的体力及抵抗力，以降低细菌感染的概率。

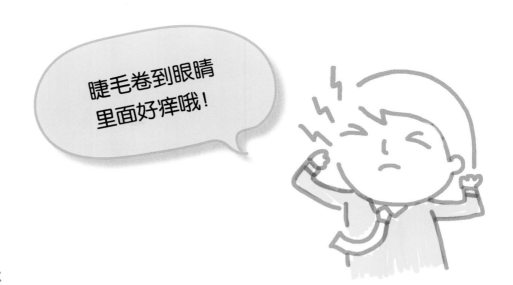

倒睫

依娴的老公平常身体没有什么大问题，但最近有一个困扰，就是眼睛一天到晚觉得刺刺的，每次都要依娴帮他看看眼睛里面是不是有东西掉进去了。

依娴看了半天，没有发现什么奇怪的地方："里面没有东西啊！不要再揉眼睛了，都红起来了……不然我带你去给医生看看，看看到底是什么原因，你老是觉得眼睛刺刺的，好像有东西在里面。"

依娴带着老公去找医生，医生看了之后发现，原来依娴的老公因为眼皮比较松弛，导致几根眼睫毛卷到眼睛内部，摩擦到眼结膜、角膜，虽然里面没有其他的异物，但是反复的摩擦让他的眼睛有点发炎了！医生说他的倒睫情况还好，将倒长的睫毛拔除之后，再点个药水，很快就能改善了。

睫毛拔掉之后就不会再倒长了吗？再长出来的睫毛，会不会又卷到眼睛里面呢？

严重程度	★★☆☆☆
治疗难度	★★☆☆☆
传染程度	☆☆☆☆☆
可能症状	红肿　流泪
治疗方式	用药　手术　睫毛拔除术
治疗时间	视情况
治疗费用	★★☆☆☆

当眼皮形状因为先天或后天因素，使得生长于其上的睫毛过于往内生长时，就容易出现倒睫的问题。先天性的倒睫通常是因为脸型发育尚未成熟所导致，后天性的倒睫则可能因为受伤或疾病的关系间接引起，不管哪种倒睫，除了会导致感觉不舒服以外，还可能因睫毛与眼睛过度摩擦而产生进一步的伤害。

倒睫的成因与种类

当眼睑上的睫毛生长方向不正常时，就会有倒睫的可能。特别是儿童圆嘟嘟的脸和扁扁的鼻梁，会使眼睛周围的眼轮匝肌向内推挤，使眼睑缘上的睫毛更容易向内长，尤其是单眼皮的小朋友。

有些小朋友下眼睑会多长出一层皮肤组织，所以当往下看时，睫毛和眼角膜就会相互接触。但在医学上，这还不算是倒睫，而且通常只会造成非常轻微的角膜擦伤或发炎。

不过不管是何种因为脸型而形成的倒睫，通常等到年龄大一点，脸型拉长、鼻子高起来、挤在一起的眼轮匝肌拉平了，倒睫的情况就会改善。

不过还是有少数的儿童因为下眼睑皮肤组织过多造成倒睫，因而导致严重的角膜受损甚至影响视力，所以当发现孩子的眼睛出现异样时，还是要趁早请眼科医生给予正确的治疗，以免因角膜长期受损而产生后遗症。

眼轮匝肌

小辞典

眼轮匝肌围绕在眼睛四周，主要作用是通过自主性地收缩控制眼皮的闭合。眼轮匝肌一旦出现不自主收缩，就可能导致我们常见的"眼皮跳"，像疲劳、刺激，或是抽烟、喝酒、药物都可能引起。

眼轮匝肌如果过于肥厚，则可能在外观上形成"眼袋"，但跟一般常见的老人的松弛眼袋不同，眼轮匝肌肥厚导致的眼袋通常非常饱满。

倒睫的种类与症状

　　倒睫分成两大类：第一种是只有几根睫毛长在不正常的位置，也就是太里面了，刺到眼睛产生不适；第二种是眼皮眼睑结构上的问题，造成整排睫毛倒长。第一种仅需定期拔除不正常的睫毛即可，第二种则需要手术矫正(图1、图2)。

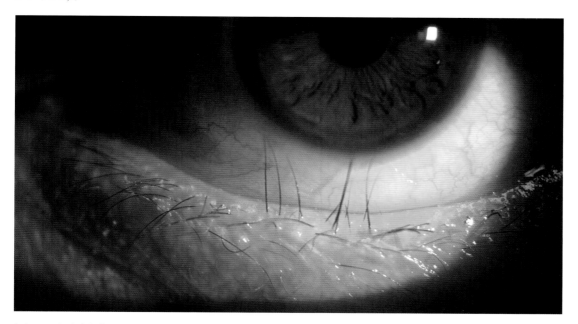

图1　这类倒睫属于几根睫毛长在不正常的位置，这种长在不正常位置的睫毛只需定期拔除即可，不需要手术

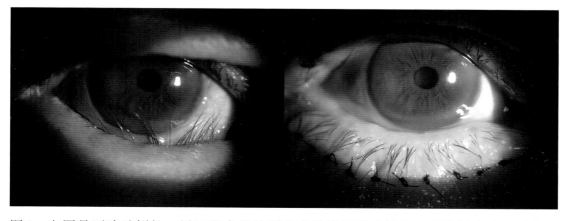

图2　左图是下睫毛倒长，属于肌肉松弛所造成的整排睫毛倒长，这类倒睫需要手术矫正。右图是倒睫手术后，可见下眼皮上仍有缝线，约1周拆线

倒睫会使睫毛不停地刺激角膜，甚至会导致受伤或发炎，症状是有异物感、怕光、流泪、眼屎多或眼睛充血、又红又肿，患者会经常性地揉眼睛。而如果已经有轻微的倒睫又加上爱揉眼睛，会造成已受伤的角膜上皮反复糜烂的情况发生，严重者还会造成视力下降，所以不可不慎。

后天的倒睫多半是因为眼皮或眼睑的形状与位置改变所致，因此可能导致这些情况发生的病症都是倒睫的危险因素，像眼皮或眼睑受伤、发炎、松弛老化，甚至是施行眼皮手术等，都可能导致倒睫的发生。

倒睫的配合事项

当发现有倒睫的情况发生时，

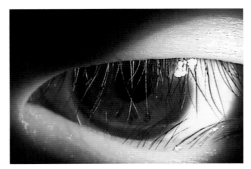

图3　上睫毛倒长造成角膜点状发炎及损伤，而且属于整排性的倒睫，这种倒睫需要手术矫正

如果角膜受损程度不严重，那么点些含抗生素的眼药膏或眼药水保护角膜，并定期到医生处检查即可；不过如果角膜持续出现点状发炎(图3)，或者是严重性整排倒睫的情况，最好还是考虑请医生动手术治疗。

目前治疗倒睫的手术主要有以下几种：

(一) 外科手术

如果只有局部几根倒睫，医生会将倒插的睫毛和眼睑一起切除；不过如果倒睫的范围比较大，就必须进行眼睑边缘向外翻转的手术(图4)。

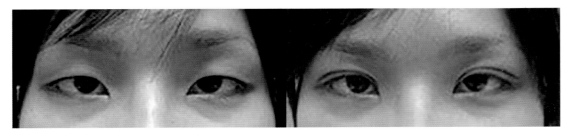

图4　上睫毛倒长：左图是上睫毛倒睫手术前，右图是上睫毛倒睫手术后，眼科医生此时会顺便做一个双眼皮手术，让睫毛可以翻转出来

(二) 拔除法

这是最简单的治疗方法，但却无法一劳永逸，因为拔掉的睫毛还是会长出来，而且细小的睫毛还可能无法拔除，加上需要极大的细心和耐心，所以并不

十分建议使用这种治疗方式。不过可以请医生利用显微镜拔除过于细小的睫毛。

(三) 冷冻治疗

就是以－25 ℃的超低温度，将睫毛的毛囊冷冻，再予以破坏，如此杂乱的睫毛就不会再长出来刺伤眼球。

(四) 电解法

医生会使用一种专门的仪器，将倒睫的毛囊破坏拔除，让睫毛不再长出。

(五) 激光治疗

同样是为了不让睫毛再度长出，不过是利用激光将睫毛毛囊破坏。这种方法的优点很多，不但效果不错，而且激光束精确对准根除的睫毛毛囊，不会烧到旁边正常的睫毛，眼睑的形状也不会变形，不过比较严重的倒睫情况是必须进行3～4次激光手术才能完全根除(图5)。

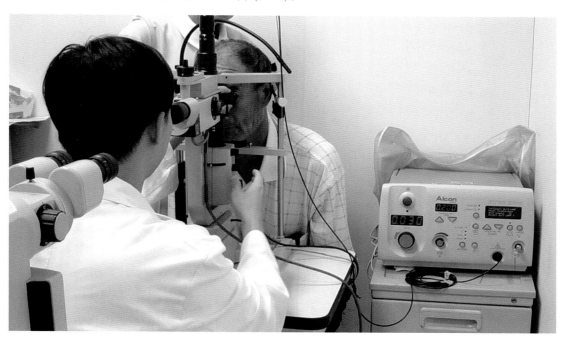

图5　激光毛囊去除术：长在不正常位置的倒睫，因为拔除法无法一劳永逸，因此尝试使用激光将睫毛的毛囊破坏，以期不再长出倒长的睫毛

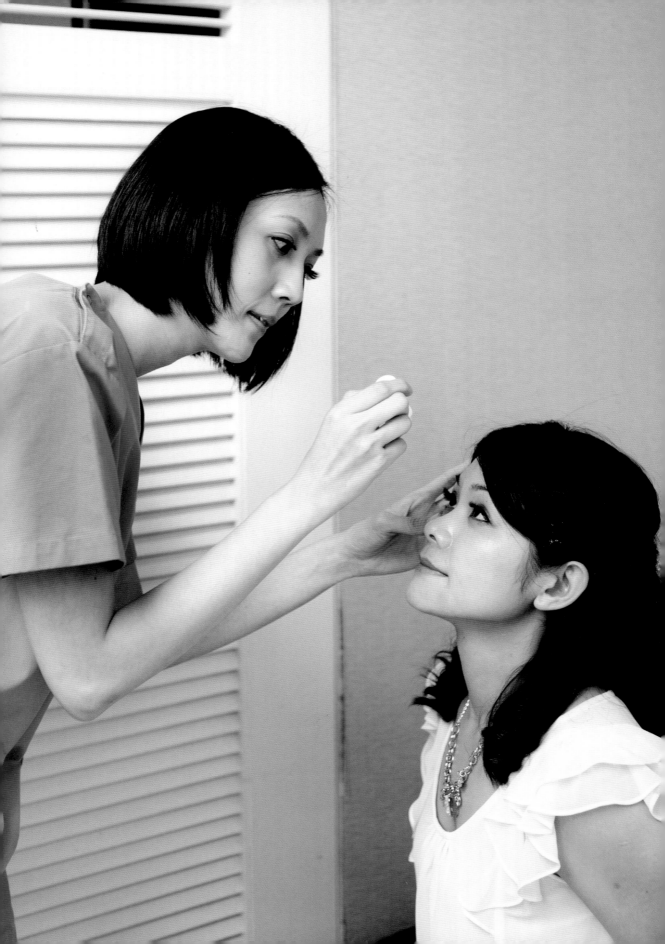

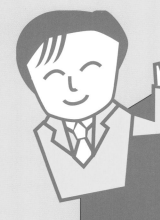

成人篇(19～55岁)

最具生产力的时代精英们奋力工作之际，也要珍爱宝贵的双眼，别忽略了眼睛疲劳、干涩等不适症状。有时压力下导致的自体免疫问题都可能在无形中重伤我们的双眼。

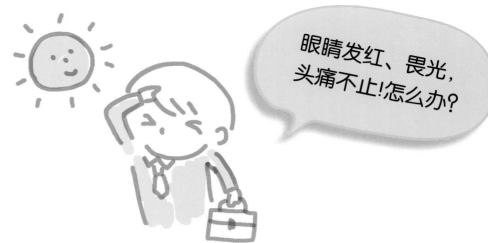

眼睛发红、畏光，头痛不止!怎么办?

虹睫炎

伯仲先生在一家知名的电子企业上班，担任销售经理的工作，每天都早出晚归，为了拼业绩，每天都要到处奔走。在业务部门最辛苦的就是，在外面风吹日晒赶场开会，别人准时下班回家，他下班之后还得陪客户喝酒应酬……身体疲倦，压力也大!

伯仲这阵子感觉到视力有点下降，眼睛发红、畏光、流泪，刚开始症状比较轻，可是这几天突然觉得休息也不能改善，甚至有头痛的情形发生，所以才到眼科找医生求诊。

医生一看，哎呀!伯仲的眼角膜内层有发炎的细胞堆积，眼压也偏高，难怪伯仲会头痛不止。还好伯仲来找医生治疗，不然延迟了可能会造成视力的损伤呢!伯仲的眼睛到底出了什么问题呢?

严重程度	★★★★☆	
治疗难度	早期★★★☆☆	晚期★★★★★
传染程度	☆☆☆☆☆	
可能症状	视力变差　红肿　畏光	
治疗方式	🍩用药	
治疗时间	长期	
治疗费用	★★★☆☆	

虹睫炎是一种由于自体免疫能力出问题而导致的眼疾，一开始是单纯的发炎，但因为可能造成周围组织一起发炎，因此常被忽略，结果是可能导致青光

眼、白内障、视网膜病变等严重的合并症，最后甚至可能导致视力的永久性损伤。

绝大部分的虹睫炎患者都有免疫系统方面的疾病，因此避免自身的免疫系统出问题，就成为预防虹睫炎的最有效方式。

虹睫炎的成因与种类

虹睫炎又称为急性前葡萄膜炎。眼球内有一层像葡萄般紫黑色的组织，称为"葡萄膜"，而较靠近前方的葡萄膜被称为"虹膜"。葡萄膜发炎常常会造成邻近的组织感染，导致发炎的状态。像是视网膜、视神经、玻璃体、巩膜和角膜也很容易一起发炎，因此眼球内部的发炎被统称为"葡萄膜炎"。

这种疾病其实是一种自体免疫性疾病，也就是构成瞳孔的虹膜以及相连的睫状体，因为患者自己的免疫系统出现不协调的情况而造成发炎状态，是葡萄膜炎中最常见的类型。

虹睫炎算是眼睛内部的发炎，不像眼睛外部的发炎，例如结膜炎等常常会很容易发现，眼睛内部的发炎相对来说较少出现，而且大都是因为一些不明原因，而有部分则是因为身体内部出现问题才产生虹睫炎的合并症。

像是自身如果患有一些感染性疾病，例如梅毒、疱疹、巨大细胞病毒感染、肺结核，或是艾滋病等，都会出现类似虹睫炎的相关合并症。此类虹睫炎需针对感染的病源来治疗，给予抗生素或是抗病毒药剂，才能够解决一直复发的虹睫炎病症。因此，如果一直反复性频繁地发作，可能要考虑是否受到这些病毒或细菌的感染，此时需要到医学中心做病毒或细菌学的进一步检查，以确立诊断。

虹睫炎的危险因素

虹睫炎的患者须特别注意的是可能会合并其他全身性的症状，产生特别的综合征，在东南亚地区较为常见的有三种：

第一种是强直性脊椎炎合并虹睫炎；

第二种是类风湿性关节炎合并虹睫炎；

第三种则是干癣性关节炎合并虹睫炎。

另外，最严重的合并症应该算是白塞综合征(Behcet syndrome)，这种形式的虹睫炎多会导致视网膜病变，严重时还会造成快速失明(图1)。

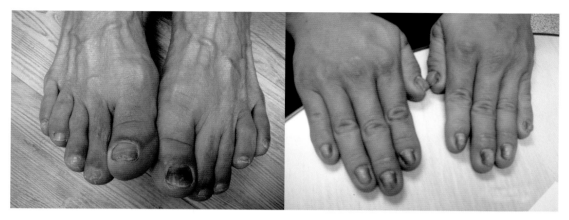

图1　白塞综合征：也会造成虹睫炎，还会造成血管炎，图中患者四肢末梢处血液循环不良，造成发绀(cyanosis)的现象，这类的虹睫炎有时会合并视网膜血管炎，引起快速失明

白塞综合征(Behcet syndrome)

小辞典

　　白塞综合征是一种自体免疫疾病，跟基因或遗传有一定的关联性，由于白细胞的功能异常或过度反应，造成人体的血管产生发炎的症状。一般来说，患者通常会有较为严重的口腔溃疡，多数会有眼睛发炎也就是虹睫炎的问题，还可能影响皮肤、关节、消化道、泌尿系统，甚至影响心脏、神经系统。

　　白塞综合征好发于20～30岁的年轻人，由于本疾病一般来说还是因为影响免疫系统的负面因素太多而出现，所以平常要避免过度劳累、睡眠不足、过度抽烟喝酒或吃太多油炸、太辣、太凉的食物，这样可以让自己远离白塞综合征。

虹睫炎的种类与症状

　　一般而言，虹睫炎好发于20～40岁的青壮年，男性居多，发作时以单眼发炎居多，偶尔会有两眼一起发作的状况，患者会有畏光、疼痛、红肿、流泪、近距离视物模糊及视力降低的症状，整个发作的病程约3周，但可能在数年之间不定期反复发作。

检查的过程中可以发现，角膜周围发红而无脓性分泌物，角膜内层有发炎细胞堆积，时有白色斑点出现，前房房水出现蛋白质及发炎细胞，甚至有纤维样溢出物及前房蓄脓的情况，虹膜也有时会与其后的晶状体产生虹膜后粘连阻碍房水流通，导致眼压升高，而引起青光眼，造成视力永久性损伤(图2)。

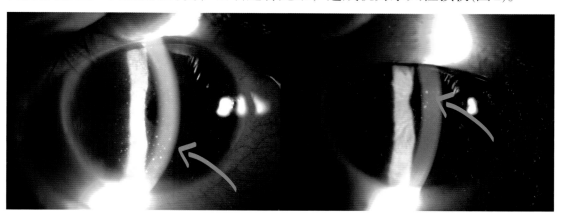

图2　箭头处角膜的内层有白色发炎细胞堆积，会造成视力模糊、眼睛疼痛、眼压增高等症状。长期反复发作也会有白内障、青光眼等并发症发生

虹睫炎可产生青光眼、白内障、视网膜变性等严重的并发症，甚至会造成失明，所以一旦发现虹睫炎的症状，必须要找眼科医生。且因为该病非常多样化，并且因人而异，所以最好找一位信任的眼科医生，并遵照医生的指导，按时吃药、点药，小心察看，以保护我们的灵魂之窗。

虹睫炎的周期

虹睫炎是容易不定期反复发作的一种眼疾，通常一次只会有一只眼发病，每次发病时症状维持1～3周。由于其发病时间不算太长，患者通常还有一只眼睛可正常工作，而且经常是在患者最忙碌、压力最大时发病，因此患者有时就会因为没时间而未能及时就医，但虹睫炎每次发病会越来越严重，后期可能随时会合并出现青光眼、白内障从而导致失明，因此如果有类似情况一定要及时就医。

虹睫炎的检查与治疗方式

在治疗方面，首先要抑制发炎状态，以免发生瞳孔粘连(图3)及白内障(图4)。使用的药物以类固醇和睫状肌麻痹剂两类滴眼剂为主，类固醇药物用于减轻发炎的情况。急性期时，常对眼睛结膜下注射类固醇(图5)，而睫状肌麻痹剂则可保持瞳孔扩大，防止向后粘连于晶状体上并可以放松睫状肌以减轻疼痛，减少充血并使虹膜及睫状体得以休息。

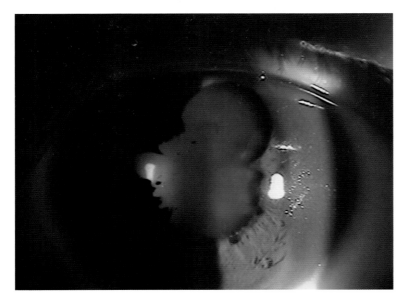

图3 瞳孔粘连：有时虹睫炎没有控制好，会造成瞳孔粘连至后方的晶状体上，严重时会造成白内障影响视力。有些患者在虹睫炎好了之后，因为瞳孔粘连缩不回来，也会造成畏光的情形

图4 虹睫炎如果常常反复发作，加上长期使用类固醇药水，有时会造成晶状体混浊，也就是白内障的并发症

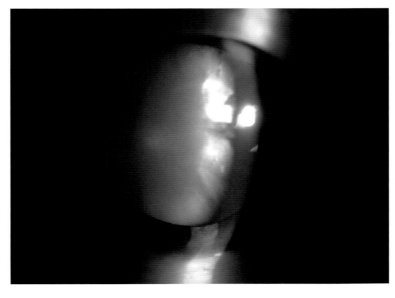

98

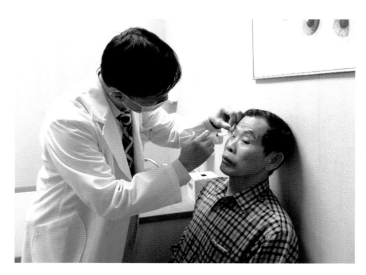

图5 使用类固醇药水无效时，需要于眼睛结膜下注射类固醇，这样药物吸收会较好，以缩短虹睫炎发作的病程

虹睫炎的配合事项

在整个治疗过程中，患者宜多休息并可戴深色眼镜(图6)，减轻畏光的程度，此外，因类固醇的使用，有些患者会有眼压升高的情况出现，必须特别注意，只要及时诊断与正确治疗，都可以恢复视力。

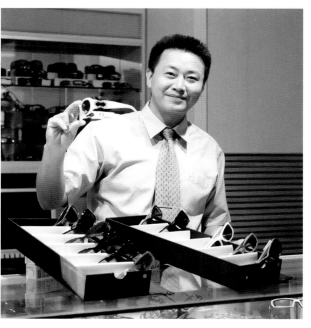

图6 在治疗过程中患者宜多休息，如有畏光的情况，可以戴深色的太阳眼镜

虹睫炎的预防

除了在生理上要做好治疗，其实也应该从心理方面来治疗虹睫炎。虹睫炎是自体免疫性疾病，在生活作息不正常、心理压力大等状况下，就容易发病。因此，只要不熬夜、不抽烟喝酒，学习放松心情，虹睫炎自然就不会反复发作了。

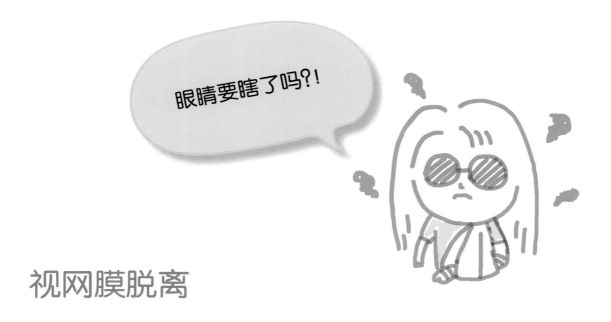

眼睛要瞎了吗?!

视网膜脱离

　　宛如几天前去超市买完东西回家，在路口等红绿灯的时候，突然被迎面而来的一辆出租车撞上了！强大的撞击力让宛如受伤严重，头部及身体多处擦伤、锁骨断裂、股骨骨折，在医院做了很多治疗，还用了石膏固定。

　　受伤的这几天，宛如看东西都觉得有奇怪的闪光出现，原本以为是虚弱无力造成的，但是一天早上醒来，宛如突然发现，她左边的眼睛往某个角度看的时候，竟然只有一片黑黑的影子，什么都看不到，她吓坏了！难道眼睛要瞎了吗？

　　宛如的眼睛到底为什么会见到黑影呢？

严重程度	★★★★☆	
治疗难度	早期★★☆☆☆	晚期★★★★☆
传染程度	☆☆☆☆☆	
可能症状	视力变差　视野缺陷　黑点闪光	
治疗方式	手术　激光	
治疗时间	短期，但需要长期追踪	
治疗费用	★★★★☆	

　　视网膜脱离，顾名思义，就是视网膜脱离了原本的位置，造成了视力不正常。视网膜脱离对患者的伤害类似"温水煮青蛙"，往往因为一开始患者可能只是感觉到轻微的黑点或视力模糊，没有识到到严重性，不知不觉就错过了这个治愈率非常高的阶段。

然而如果持续忽视，一旦视网膜真正开始大部分脱离，不但有可能出现数周内快速失明的状况，而且在这个阶段就算实时进行手术，视力也可能无法完全恢复了。

视网膜脱离的成因与种类

有很多原因会造成视网膜的神经上皮层与色素上皮层分离，即我们所说的视网膜脱离。正常的状况下，视网膜的神经上皮层与色素上皮层之间虽然互相依附，但仍然有小缝隙。一旦视网膜有裂缝产生，便会使胶状的玻璃体渗入这个缝隙中间，推挤视网膜，并将之脱离到不正确的位置(图1)。

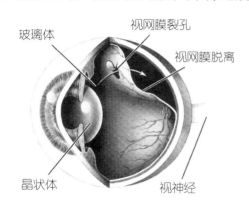
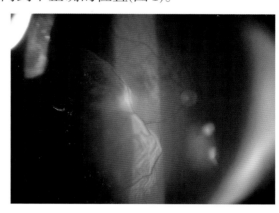

图1　视网膜脱离：由左图可见裂孔性的视网膜脱离，会使胶状的玻璃体渗入裂孔，造成视网膜脱离，使脱离的视网膜向前掉落；右图可见脱离的视网膜就如同壁纸从墙壁上掉下来

视网膜脱离是眼科中很严重的一种病症，视网膜脱离后，眼睛会无法发挥正常的视觉功能，导致视力急剧下降。而且因为视网膜被移至不正确的位置，导致无法获取血液中供给的养分，就好像水已经从自来水厂送过来，却因为家里水管没有接通，使得全家一直无水可用一样。若是不在最短的时间内治疗，会导致以周为时间单位的快速失明。

视网膜脱离的种类如下：

1.孔源性视网膜脱离：因为眼睛老化或近视度数过深，或外伤所引起的视网膜破裂，而造成视网膜脱离(图2)。

2.渗出性视网膜脱离：因为虹睫炎或肿瘤导致的脉络膜血管内渗出液进入视网膜间隙，产生渗出性视网膜脱离。

3.牵拉性视网膜脱离：视网膜与眼球内的玻璃体某些部位，在正常的状况下彼此之间黏得很牢，因此若玻璃体因为糖尿病等原因发生增生性视网膜病变

(PVR，proliferative vitreoretinopathy)时会收缩，连带牵拉视网膜，最后便会引起牵拉性的视网膜脱离(图3)。

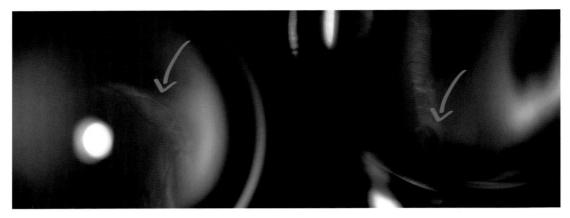

图2　孔源性视网膜脱离：由视网膜裂孔造成，箭头处可见剥离的视网膜上有裂孔

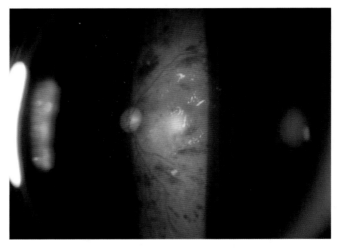

图3　糖尿病视网膜病变也会引起视网膜脱离

视网膜脱离的症状

早期的视网膜脱离会出现飞蚊症的症状，就是会觉得眼前有黑点或是闪光，严重的甚至还会觉得物体扭曲，或是觉得视角变窄，看到的东西变少了。视力会随着时间的推移快速变差，到后期甚至会近乎失明。

如果飞蚊症突然间出现，就要注意接下来几分钟之内是否有无数细小黑点或烟雾产生，如果有的话代表眼睛在警告：视网膜很可能已经有裂孔产生，还有可能会进一步发生视网膜脱离。

不过在视野周边出现像是闪电般的闪光，并不一定就代表已经发生视网膜裂孔或脱离，可能只是玻璃体在牵拉刺激视网膜，因此让我们有闪光出现的感觉。但如果闪光出现非常频繁，或是闪亮的感觉增强，就表示牵拉的力度越来越强，一旦力度大过一个程度，就有形成视网膜裂孔的可能性。

视网膜破裂时会有微血管断裂出血，血细胞在玻璃体内散开，所以会突然在一瞬间出现很多小黑点。这种细小的黑点大部分会在几天后消失，代表眼部的出血被吸收了。很多人常常就会以为没事了，因而延误就医，却错过了早期治疗视网膜裂孔的机会。所以眼睛如果有任何的异常，请记得尽早去找眼科医生治疗。

视网膜脱离的治疗方式

视网膜脱离如果只是初期的裂孔，还比较好治疗，若是已经剥离大半，手术的难度不但会提高，效果也将大打折扣。因此无论情况如何，在手术前都应该尽量卧床休息，以免视网膜脱离的范围扩大，加速恶化。

每一种不同的视网膜脱离情况，都有不同的手术方式。使用正确的手术治疗方式，才可以让视网膜尽量恢复到原来的位置。

手术方式大概分为四种：

(一) 充气性视网膜固定术(pneumatic retinopexy)

这是一种在初期，视网膜裂孔小、数目少时可以选择的手术方法，此手术主要是将一种可以在眼睛内部膨胀的气体(SF_6，C_3F_8)注入玻璃体内，利用气体的表面张力，让视网膜裂孔加压封闭，以使视网膜恢复到正确的位置，再配合激光或冷凝术将复原的视网膜固定。

这个方法的优点是手术时间比较短，伤口也很小，而且几乎没有疼痛的感觉。但手术后需按照医生指示，固定头部姿势或坐或卧，至少1～2周。

这种手术方法对于初期的患者，成功率可以达到80％左右。但是对于视网膜脱离成因比较复杂，或患者无法合作固定头部姿势者，就没有良好的效果。

(二) 巩膜扣带术(scleral buckling)

这是一种治疗视网膜脱离最为常用的方法。将一片硅胶海绵植入眼球外壁，并加以扣压，由外向内将视网膜的裂孔封闭，降低内部拉扯的力量，使视网膜恢复。

一般而言，手术的成功率可以达到90%左右，植入硅胶海绵除了可封闭裂孔之外，还可以对抗玻璃体的拉力，所以成功率比较高。

(三) 氩激光光凝术(Argon laser photocoagulation)

激光手术适合用在视网膜脱离初期或是刚开始产生裂缝的时候。用激光在裂孔周围烧灼出数个结痂点，利用激光所产生的瘢痕，可以将视网膜固定在脉络膜壁上，防止视网膜继续剥离(图4)。

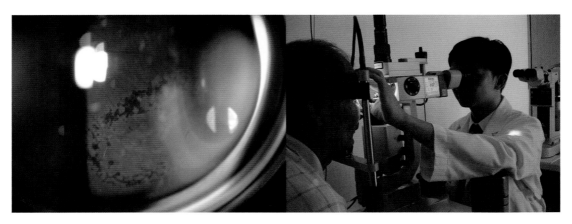

图4　激光手术时可以不必进手术室，由眼科医生在门诊施行即可。由左图可见激光烧灼后在视网膜上产生瘢痕，利用这些瘢痕(箭头所示)可以使视网膜稳定地固定在脉络膜壁上

氩激光光凝术后在外部看来是没有伤口的，但视网膜在手术后2周才会达到稳固的程度。因此在这段恢复期内，患者应多休息，避免头部过多震动，也要避免眼球做快速转动动作。

部分初期视网膜脱离或裂孔经过激光手术治疗，还是会继续恶化，若是出现这样的情况则须再另行手术治疗。

(四) 玻璃体切割术(pars plana vitrectomy)

这项手术是指将玻璃体切除器，伸入眼球之内切除不良的玻璃体，再从眼内将视网膜下的多余液体吸出，让视网膜回贴到原处。最后利用在眼内使用激光的方式把裂孔封闭。这是一项复杂的显微手术，手术的危险性也比较高。

对于一些病征比较复杂的患者，或前几次手术未能成功的患者，这是最后可选择的一种手术方式。有时对于严重复杂的患者，在手术中可能会将特殊长效性气体或是硅油(silicone oil)注入眼内，当作填充物，来增加成功率。

无论是注入气体还是硅油都是希望能够更有效地封闭视网膜上的裂孔，辅助激光产生固定的效果。因此手术后患者的头部姿势极为重要，如果患者不遵照医生指示来维持头部的姿势，手术再成功也会使手术的效果打折。

一般而言，注射进眼内的气体会在3～4周后消失，但硅油则不会消失，因此医生会视情况在几个月后将硅油抽出。但是对于某些患者，将硅油抽出可能会导致视网膜再度脱落或甚至眼球萎缩，因此硅油可能需要长期留在眼睛里面。

玻璃体切割术有时需要搭配多项手术才能进行，如另外需要施行巩膜环扎术、晶状体切除术、视网膜前后增生膜去除、视网膜激光、硅油注射等多项手术。因此它是一项耗时耗力的大工程，短则1个多小时，长则需2小时以上才能完成，故如何早期诊断预防视网膜严重脱离是一件很重要的事。

视网膜脱离患者的配合事项

患者在手术后需遵照医生指示，按照手术类型的不同，注意维持头部的正确姿势，避免眼球或头部有太多的动作，更要避免剧烈运动，非必要时不要使用眼睛，必须尽量让眼睛充分休息。

视网膜脱离的预防

近视度数过深(超过600度)的人很容易罹患视网膜脱离，患此疾病的概率是正常人的10倍。因为视网膜本身并没有痛觉神经，发生裂孔或是脱离也不容易被发觉。因此建议患有深度近视者应该每半年到眼科检查一次眼睛，一方面可随时了解眼睛的状况，另一方面可提早发现是否有眼睛的疾病，尽早治疗(图5)。

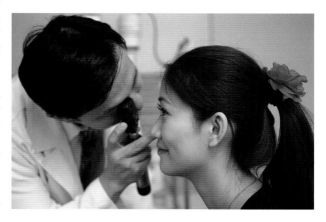

图5 建议度数超过600度的高度近视患者每年定期做视网膜检查，以提早发现是否有早期的视网膜脱离或裂孔

深度近视患者平时也应该多摄取一些富含维生素C、维生素A、叶黄素、DHA等的蔬果等食物，如此才能维持眼部的健康，让视网膜不易受到伤害。

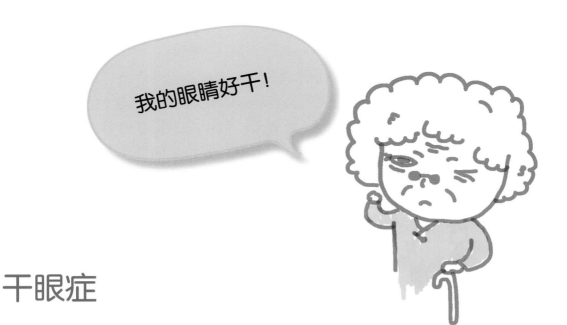

我的眼睛好干!

干眼症

晓毛最近发现奶奶的眼睛都布满血丝,奶奶说觉得眼睛干干的、痒痒的,眼皮很重,常常想眨眼睛,又觉得看不清楚,所以会用手去揉眼睛,看能不能舒服一点。

晓毛看奶奶眼睛这么不舒服,揉了眼睛之后反而越来越红,觉得不太对劲,于是抽空带着奶奶去看医生。

医生一看到晓毛奶奶的眼睛,先用荧光染色剂做表面的检查,发现晓毛的奶奶的眼睛角膜都有许多擦伤,原来奶奶眼睛的泪水分布不平均,加上奶奶常常用手去揉眼睛,所以眼睛的角膜都破皮了,难怪一直不好,反而越来越红痒、不舒服。

到底是什么原因,让晓毛奶奶的眼睛这么干痒、不舒服呢?

严重程度	★★☆☆☆
治疗难度	★★☆☆☆
传染程度	☆☆☆☆☆
可能症状	视力变差　敏感　眼睛红
治疗方式	🦠用药　🍵热敷　✋按摩　👓泪管栓塞
治疗时间	长期
治疗费用	★☆☆☆☆

我们的泪水是由泪腺分泌的,但其实不管我们有没有哭泣,泪腺都在24小时不断地分泌泪液,以使眼睛保湿和润滑,一旦由于某些原因造成泪液分泌

不足，就容易产生干眼症。

干眼症并不像一般所想象的那样一滴眼泪都没有，在某些刺激之下反而可能会泪流不止，也就是眼睛仿佛处在沙漠与雨林的不停变换之中，给患者造成很大的困扰，如果是在驾驶交通工具或操作机械时突然泪流不止，甚至可能会发生危险。

干眼症的成因与种类

一般我们正常的眼睛里有一层很薄的泪膜，覆盖在角膜和结膜之前。这层膜自外向内可细分为脂质层、水液层及黏蛋白层等三层(图1)。

脂质层(lipid layer)：位于最外层，它主要由睑板腺分泌，具有润滑、防止泪水蒸发的功能。

水液层(aqueous layer)：位于中间层，是泪液的主要成分，功能是提供角膜表皮氧气、杀菌、提供平滑的光学表面及排除眼角膜和眼结膜的废物。

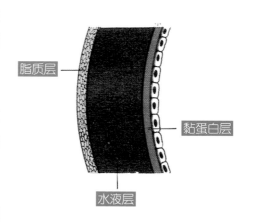

黏蛋白层(mucin layer)：位于最内层，它的作用是使眼角膜表皮湿润，使眼角膜具有亲水性，可以黏附泪液。

图1　泪液分为三层，各层都有其作用

这三层结构虽薄，但却占了相当重要的地位，一旦这三层的任何一层出了问题，就会影响到眼角膜的正常功能，也就会产生不同程度的干眼症。

为什么会有干眼症？

造成干眼症的原因有很多，通常以后天退化性的泪液分泌居多(并不是年纪大才会有此症状，有的人因体质的关系如干燥性体质或过敏性体质，二十几岁就会有干眼症)。另外，某些药物(如高血压药物、抗过敏药物、抗抑郁药等)、慢性疾病(如糖尿病、肾功能不全等)、身体免疫功能障碍(如类风湿性关节炎、红斑狼疮、强直性脊椎炎等)、泪腺外伤、甲状腺功能亢进(图2)、颜面神经麻痹(图3)、近视激光矫正手术后短期内等均会引起。

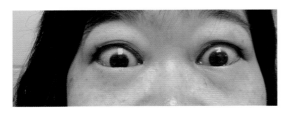

图2 甲状腺功能亢进会造成突眼、眼睑闭合不全，也会造成干眼症

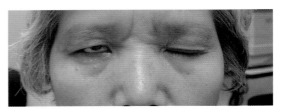

图3 右眼颜面神经麻痹，造成眼皮无法完全闭合，很容易使这只眼睛变干，造成干眼症

干眼症的症状

干眼症患者因泪液不足而易导致慢性角膜炎及结膜炎，所以常会有视力模糊、异物感、敏感怕光、易流泪、易疲劳、眼睛睁不开且很想闭上、眼压高、眼胀的感觉，有时会有头痛、眼睛红等症状(图4、图5)。

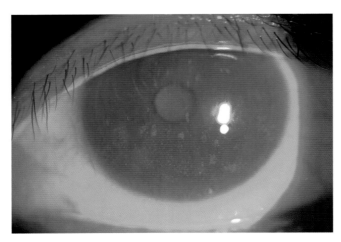

图4 被荧光染色的部分就是角膜发炎脱皮的部位，干眼症患者常因为泪液分泌不足而导致慢性角膜炎及结膜炎

图5 干眼症患者因为泪液不足，眼睛有时会有细丝状分泌物黏着，在患者眨眼睛时会感到眼睛疼痛

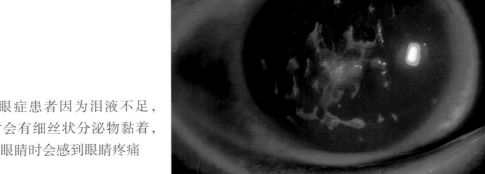

干眼症的诊断

干眼症主要是以患者临床上眼睛的表现加上泪液分泌试验(Schirmer test)来诊断(泪液分泌试验少于5 mm者为干眼)(图6)。

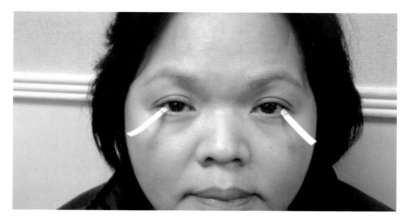

图6　泪液分泌试验：干眼症的诊断依据主要是以患者眼睛的临床表现加上泪液分泌试验结果

平常如何护理自己的干眼睛呢？

1.按时用人工泪液补充泪液的不足，每2小时点一次；消炎药水可以一天滴4次，而人工泪液型药膏则每天睡前须使用一次。

2.每天至少热敷眼睛一次，用干净的毛巾蘸热水(约洗澡水般的温度即可)，双眼轻轻闭上，将蘸湿的热毛巾盖在双眼上以促进泪腺周围的血液循环。

3.多休息，少进行看电视、看杂志、上网等需用眼睛的活动，因为常常用完眼睛之后就开始感觉不适。

4.在干燥的空调房工作时，可以在办公桌旁放一杯热水，以增加室内的空气湿度。

5.可服用维生素A(每天5000 U)、维生素C(每天500 mg或1000 mg)、DHA或叶黄素(lutein，每天5～10 mg)或多吃深色蔬菜(如胡萝卜、菠菜等)、水果以保养自己的泪腺分泌功能。

6.使用泪小管栓子(punctual plugs)，这是治疗干眼症的有效方法，非手术、安全、保湿效果佳，也等于将泪液的排水管阻塞起来，以减少泪水的流失(图7、图8)。

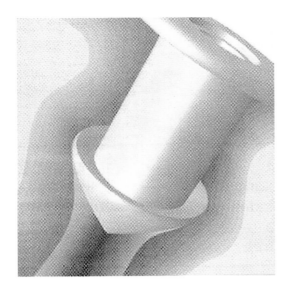

图7　干眼症的治疗也可以使用泪小管栓子，大小约1 mm×3 mm，塞于泪管开口处

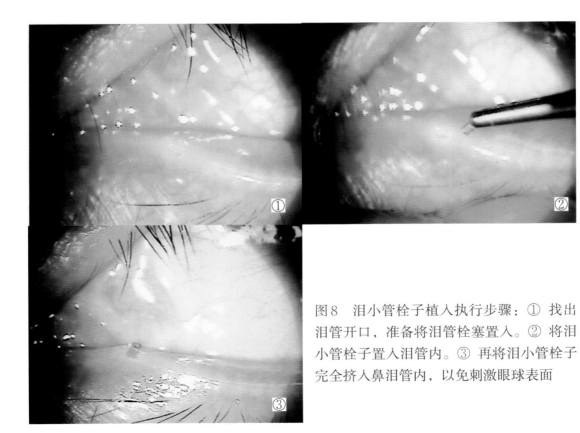

图8　泪小管栓子植入执行步骤：① 找出泪管开口，准备将泪管栓塞置入。② 将泪小管栓子置入泪管内。③ 再将泪小管栓子完全挤入鼻泪管内，以免刺激眼球表面

7. 国外最新治疗干眼症的药物有Restasis(丽眼达，环孢素乳剂)：这是经美国FDA批准新推出的药物，用以改变眼睛表面的干燥性质，抑制发炎细胞，有些年轻型干眼症患者或近视激光矫正手术后的患者，在使用3～6个月后可以得到很好的改善(图9)。

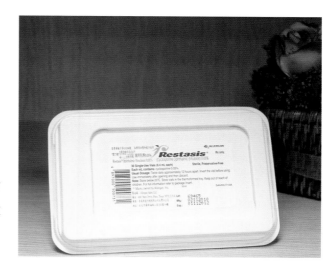

图9 Restasis是一种免疫抑制剂，可以改变眼睛表面的干燥情况，抑制发炎细胞的产生

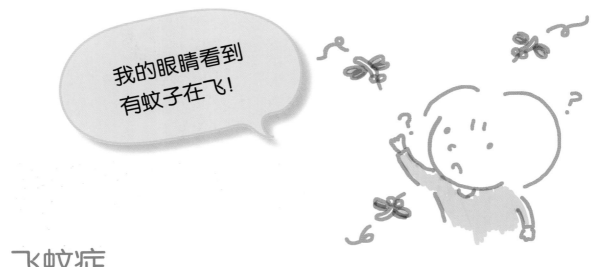

飞蚊症

萱萱这阵子因为工作很忙，要交很多报告，所以几乎长时间坐在计算机前面，手边翻着一堆字迹密密麻麻的参考数据。这几天开始，萱萱发现，怎么有好多蚊子在眼前飞来飞去，赶也赶不走，打也打不到。

萱萱觉得很奇怪，还让妈妈来帮忙打蚊子，妈妈进书房看了大半天，却找不到蚊子的踪影。萱萱说："有啊！它们就在我眼睛旁边飞来飞去，很讨厌……"妈妈听了觉得不太对，萱萱看到的应该不是真的蚊子。于是，带着萱萱到医院做检查。

萱萱看到的到底是什么？真的是蚊子吗？还是……？

严重程度	★★☆☆☆	
治疗难度	轻微★☆☆☆☆	严重★★★☆☆
传染程度	☆☆☆☆☆	
可能症状	黑影闪光　视力模糊	
治疗方式	观察其变化或激光治疗	
治疗时间	视情况	
治疗费用	★☆☆☆☆	

飞蚊症的两大多发人群就是老年人与高度近视者，而糖尿病与高血压患者也可能会遇到。飞蚊症在大多情况下只是眼球退化的一种表现，但也可能是许多严重眼疾的前兆，因此仍然不可完全忽视，一旦飞蚊症症状加剧，最好还是在第一时间寻求眼科医生的检查与治疗。

飞蚊症的成因与种类

造成飞蚊症的原因很多，其中以玻璃体混浊退化、玻璃体后脱离较多，通常都需要追踪观察，其他如玻璃体积血、视网膜裂孔、视网膜脱离、眼内发炎等也会造成飞蚊症，但这些原因所造成的飞蚊症都需要药物或手术处理，而至于为何会产生飞蚊症，以下分述说明。

(一) 玻璃体混浊造成的飞蚊症

正常的玻璃体在眼球内是一种形似蛋清的透明胶状体，但在40岁以后，眼睛中的玻璃体易发生液化现象，并出现极细的混浊物(小黑点)投影在视网膜上，当眼睛注视白色背景物时，因为飘忽不定，便形成好像蚊子在飞绕的情况。

小黑点的形状有时似圆有时又是点，甚或一条条线出现也说不定，没有固定的形状，且当眼珠左右转动时，小黑点也会跟着飞动，而当眼球转动过度，玻璃体拉扯到视网膜时，也会有闪电出现的感觉，这即是俗称的飞蚊症。

大部分的飞蚊症是年纪老化时发生的一种现象，但也常发生在近视的年轻患者身上，倘若没有明显变化可以不必理会，但若某天忽然发现飞蚊数量剧增，或看见类似闪光出现，或有视力模糊、视野缺损的问题，就应尽早找眼科医生做详细的眼底检查。

玻璃体混浊的飞蚊症对人体无太大影响，只要每4个月请眼科医生追踪检查一次眼底即可，有些"飞蚊"时间久了，会慢慢消失或沉淀，不再成像在视网膜上干扰视觉。

(二) 视网膜裂孔所造成的飞蚊症

视网膜裂孔会使表层的玻璃体退化混浊，促使视网膜血管撕裂出血，而底下的色素细胞散出或有血块而造成飞蚊症现象，此类患者较易发生在高度近视或家族遗传人群中。当光线经过玻璃体时，使它投射在视网膜上，会看见许多黑点，甚或大片血块造成黑影密布的感觉(图1)。

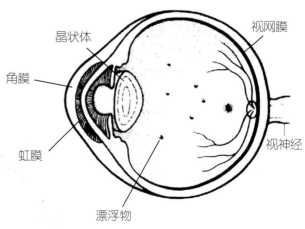

图1 玻璃体混浊所造成的飞蚊症

113

除此之外，糖尿病或高血压患者视网膜血管的病变，也会使血管壁渗透性增加，并产生新生的血管，红细胞和血管内的代谢物质也会渗出到玻璃体中，发生飞蚊似的症状，故糖尿病或高血压患者须多加注意眼睛的症状(图2)。

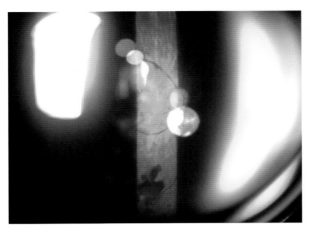

图2　糖尿病或高血压患者有时血管会出血，血块若渗入玻璃体内也会造成飞蚊症，有黑影重重的感觉

视网膜裂孔中有$0.07\%\sim1\%$会使退化的液化玻璃体灌入此破洞内，导致视网膜与底下的色素层分离，最后造成视网膜脱离(图3)。大部分的视网膜裂孔可用激光在裂孔周围做预防性凝固治疗，使这个裂孔能够稳固，降低视网膜脱离的可能性，经由激光治疗约2周后必须回诊，接着再看激光治疗后视网膜凝固情况，有时须再做1次补充性的激光治疗(图4)。

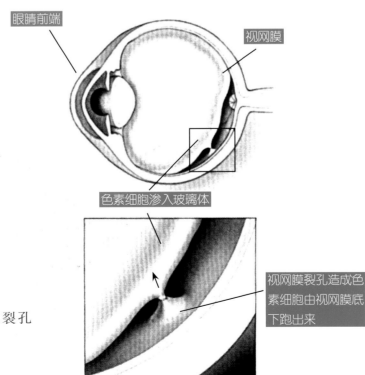

眼睛前端

视网膜

色素细胞渗入玻璃体

视网膜裂孔造成色素细胞由视网膜底下跑出来

图3　由视网膜裂孔造成的飞蚊症

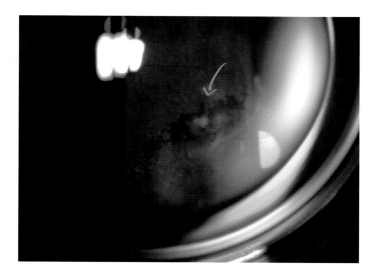

图4 视网膜裂孔(如箭头所示):由图可见周围有激光烧灼的瘢痕,用激光做预防性的凝固治疗,使这个裂孔能够稳固,降低视网膜脱离的概率

激光光凝治疗

小辞典

激光光凝治疗是将氩激光(argon laser),经由瞳孔打入眼球,利用其热效应将已经破损的视网膜与下方的组织"焊接"起来,如此一来便可避免视网膜破裂的情况恶化。有时候因为光凝的情况不一,患者可能需要多次激光治疗方能使病情稳定。

(三)玻璃体发炎所造成的飞蚊症

倘若把眼睛看作篮球,玻璃体腔就是篮球中间充气的部分,玻璃体是一种半流动的黏稠液体,含大量胶原纤维及水分和少量的细胞,在正常的情况下,它的移动性及新陈代谢都非常微量,功能上除了透光外,也如同减震器般可吸收眼球所受的各种外力,保护眼睛不受刺激,它与眼球壁最内层的视网膜是紧密结合在一起的。

因此,当眼内发炎或视网膜血管发炎而引起玻璃体发炎时,会有大量白细胞渗出到玻璃体中,此类粒状漂浮物也会造成飞蚊症,当此症发生时,经常会感到一大片非常浓厚的黑影而严重影响视力。

飞蚊症的检查与治疗方式

　　"飞蚊"不论大小形状怎样，总会引起患者的惊慌，90%的"飞蚊"是因玻璃体退化而起的，若发生后形状与数目没有显著改变，仅在向上看光亮处或眼睛感到疲劳时，看见小块黑影在眼前晃动，基本上是无害的。

　　但若"飞蚊"密布成片，且在短时间内黑影不断增加，或眼前会有异常的阵阵闪光，就表示玻璃体异常混浊及纤维化，并牵拉到视网膜，这就是严重的眼疾，因为可能合并了视网膜脱离或玻璃体积血，必须立刻找眼科医生检查，做必要的预防或治疗(图5)。

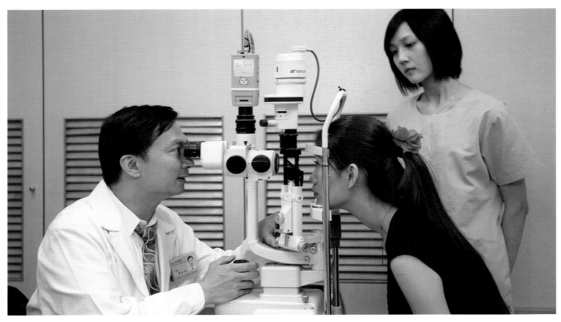

图5　如果有突发性的飞蚊症，就必须立刻做检查，有时需要做必要性的预防或治疗

飞蚊症的预防

　　由于飞蚊症是许多眼疾的指标或征兆，因此预防飞蚊症通常也能预防这些眼疾发作，措施一般包括避免过度用力(例如搬重物或用力排便)、打喷嚏过猛、熬夜或睡眠不足、过度用眼等，平时则要让眼睛多休息，都能防止飞蚊症的发生或恶化。

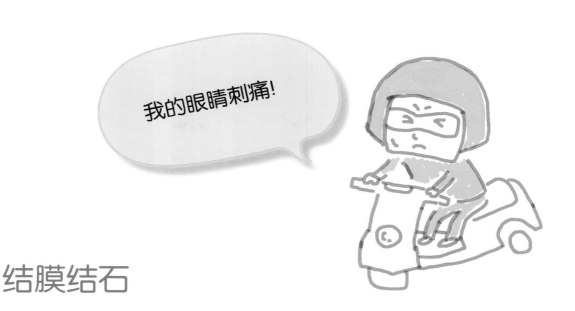

结膜结石

　　小睦平常就有过敏性结膜炎，偶尔发作就会找眼科医生，用眼药水治疗。最近小睦想要买最新款的手机，便到快餐店打工，由于他刚好是那家店里少数的男生，因此店里的外卖都是他负责。夏天一到，很多人不想出门吃饭，因此外卖业务非常多，有时候小睦上班的一整天几乎都在外面骑车，虽然辛苦，但为了心爱的手机也心甘情愿。

　　一个多月之后，小睦又开始觉得眼睛有点红痒、刺痛，他猜想是不是骑车时的风沙使然，或是结膜炎又发作了，便买了骑车用的护目镜佩戴，拿过敏的眼药水点了几天，但不知为何眼睛刺痛的状况并没有改善多少，而且因为眼睛经常刺痛，小睦常常皱眉眨眼、情绪低落，还曾经因此被点外卖的顾客指责服务态度很差。小睦的眼睛究竟出了什么问题？担心的小睦赶紧找眼科医生求治。

严重程度	★★☆☆☆
治疗难度	★★☆☆☆
传染程度	☆☆☆☆☆
可能症状	刺痛
治疗方式	用药　　挑除
治疗时间	短期
治疗费用	★★☆☆☆

结膜结石跟身体里面各种器官的结石一样，人们身上或多或少都会有一点，而如果不严重的话，对健康基本上并不会有太大的影响，但套一句老话"痛起来真要命"，那种"不能除之而后快"的眼睛不适感，常常让人心情受到极大的影响。

结膜结石的成因与种类

提到结石大家所想到的器官应该是肾脏、输尿管、膀胱等这些内部器官，而这些部位的结石也大都是以草酸钙等成分为主。通常大家都会很讶异，没想到眼睛也会结石。

但结膜的结石并不都像身体里面的结石，含有"钙"的成分，结膜的结"石"通常只是透明状的结膜凝集物，里面还包括一些死亡的细胞。这些凝集物会聚集在上皮细胞底下，形成白色或黄色的小点聚集在结膜上。

结膜结石的发生率很高，大约有一半的人会有结石的现象。但是大部分的人并不会因为这些"结石"而感到困扰，只有少数的人才会出现有异物感的症状。

结石的形成，通常是因为眼睛长期受到刺激，或是结膜有慢性发炎，使得结膜的上皮细胞组织增生或结膜腺体加速分泌。因此，一些有慢性过敏性结膜炎的人，很容易产生结膜结石(图1、图2)。

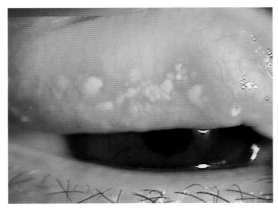

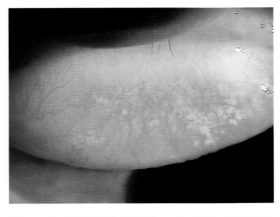

图1　在结膜上可见黄白色小凝集物，会造成眼睛有异物感

图2　虽有结膜结石但没有突出造成眼睛不适，则可以不必处理

结膜结石的危险因素

戴隐形眼镜者、骑车的上班族和有干眼症的人，因为眼睛常常受到刺激，也都很容易有结膜结石，在眼睛的保养上应该要多加注意。

结膜结石的种类与症状

结膜结石产生的症状，其实就像眼睛进了沙子一般，常常会有刺痛、异物感，但是又不同于眼睛进沙，结石不能随泪水流出，因此让人特别难受。若是一段时间后这类症状未见改善，就应该要请眼科医生处理。

结膜结石的周期

一般来说，经过诊治以后通常能维持一段较长的时间不再复发，不过也有些患者在较短的时间内又出现一样的症状，因此必须要注意生活上是否常常让眼睛受到刺激或过于干燥，避免复发周期过短造成困扰。

结膜结石的检查与治疗方式

结膜结石的治疗方式其实很简单，只要利用小针头将造成不适感的结石挑掉即可。之后配合医生指示，按时点眼药水、定期复诊，很快就能够让眼睛不再刺痛、泪汪汪的。

眼部的结石有时候附着的范围稍大或较多，因此挑掉后会使结膜上形成稍大的伤口，但是只要花稍微长一点的时间治疗，眼睛依然可以恢复昔日的舒适感。

至于未造成眼部不适感的结石，则不一定要除掉，因为处理结石会使结膜形成瘢痕，造成结膜表面凹凸不平，有时反而造成不适的感觉。所以，只要针对结膜本身或形成结石的原因来加以改善和治疗，再加上定期到眼科检查、追踪，不需要对这些结石过于担心(图3)。

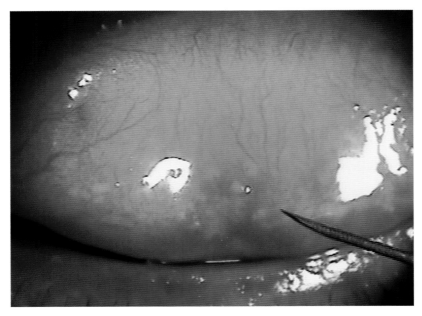

图3　结膜结石突出造成眼睛不适的，眼科医生可以用小针头挑除

结膜结石的预防

　　结膜结石的预防方式也十分简单，其实只要保护好眼睛不要让其经常受到刺激，就能预防结石产生。戴隐形眼镜的人，由于镜片长时间和角膜接触，会刺激上下眼睑产生分泌物，而一旦眼睛上有不干净的小灰尘或者风吹进来的小沙子，就会结合眼内物质及脓性分泌物，形成名副其实的结"石"。因此，隐形眼镜的清洁与保养是预防结膜结石的重要步骤。

　　建议骑车上班一族，特别是戴隐形眼镜者，可以选择全罩式的安全帽，或戴防护眼镜，甚至两者都戴，以防止风沙进入眼睛。另外，有过敏性结膜炎的人，也很容易产生结膜结石，眼睛很痒不适时，应该停止佩戴隐形眼镜，尽快就医，以求最安全最安心的治疗，更能避免"一病未愈，一病又起"。

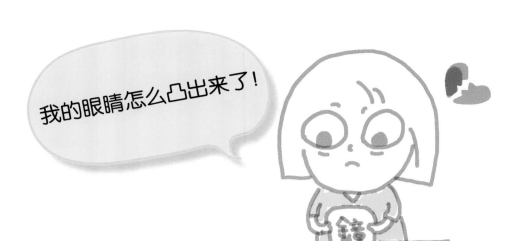

甲状腺相关眼病

佩姗被诊断出有甲状腺亢进一段时间了，她是在公司每年的例行体检中，发现血液中甲状腺激素比较高，而开始接受治疗的。佩姗一直没觉得有什么不适，后来回想，真要说有什么也只是比较容易紧张、失眠，手有时会颤抖而已。

但是最近佩姗照镜子的时候，发现眼睛怎么感觉凸凸的，眼皮好像盖不紧，而且感觉随时都在瞪着别人一样，眼睛干涩的情况越来越明显，非常不舒服，时常觉得看东西不清楚，所以很担心。佩姗去找医生，想问问有什么方法能够改善眼睛的这种症状。

严重程度	★★★☆☆
治疗难度	前期★★★★☆　后期★★☆☆☆
传染程度	☆☆☆☆☆
可能症状	眼睛干红　视力变差　复视
治疗方式	用药　手术
治疗时间	长期
治疗费用	★★★★☆

甲状腺相关眼病是指甲状腺亢进后导致眼睛突出而引发的一连串问题，突出的程度与问题的大小成正比，轻度的甲状腺相关眼病只需追踪观察，然而严重的甲状腺相关眼病则因为可能导致失明而需及时调整用药及手术治疗。

甲状腺相关眼病在每个阶段都可能产生患者外观上的影响，因此外观的矫正也被纳入甲状腺相关疾病治疗中一个重要的步骤。

甲状腺眼疾的成因与种类

甲状腺眼疾在医学上又被称为Graves眼病，甲状腺功能亢进的患者常会有突眼的症状出现。甲状腺功能亢进可以使用药物治疗，但是就算甲状腺完全康复，突眼的状况并不会跟着消失，因此必须利用其他的方法进行治疗。

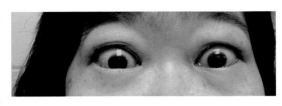

甲状腺亢进会引起突眼的原因，主要是甲状腺激素分泌过多，形成自体免疫功能失调，导致眼外肌发炎以及肥大，眼窝组织中也会出现黏多糖沉积或脂肪增生，将眼球向前推挤，造成眼睛外凸(图1)。

图1　甲状腺相关眼病：突眼。因为甲状腺分泌过多，导致眼外肌发炎以及肥大，眼窝组织中也会出现黏多糖沉积或是脂肪增生，将眼球向前推挤，造成眼睛外凸

眼球突出会使角膜较容易暴露在空气中，使角膜干燥，甚至会有角膜破皮或溃疡穿孔等严重后果。另外，眼球肌肉肥大也可能会压迫视神经，导致视力减退，最严重时还可能失明(图2)。

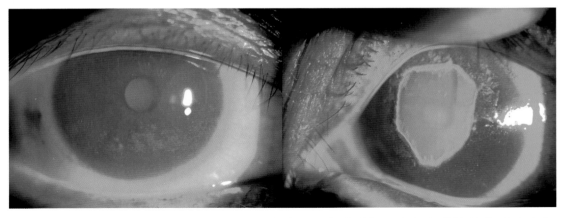

图2　突出的眼球角膜容易干燥，容易造成角膜炎或角膜破损，患者常觉得眼睛干涩不适

溃疡

小辞典

一般人听到"溃疡"大概立刻就会跟胃联系到一起，事实上溃疡泛指任何皮肤或黏膜不易愈合的状况。而原因往往是该部位血液循环或代谢出了问题，以至于无法提供适当营养，或是重复损伤、感染，导致伤口始终无法正常愈合。

除了众所周知的胃溃疡以外，肠道、口腔、泌尿系统、呼吸道与皮肤都是可能产生溃疡的部位。角膜因为长期干燥而破损溃疡则是较为少见的状况。

甲状腺相关眼病另外还会产生眼外肌牵绊的现象，造成眼球转动困难，还有复视或是双重影像的状况出现。眼部组织也很容易发炎，导致眼皮或是结膜的充血水肿，甚至有眼皮热痛的表现(图3)。

图3　甲状腺眼疾也会造成眼外肌肥大(有时两眼严重程度不一致)，当眼球转动时，无法使两个眼睛同时看一个物体，因此造成复视。本病例当眼睛向上看时，右眼因为下直肌肥大造成无法向上牵引，这样就会有复视、双重影像的感觉

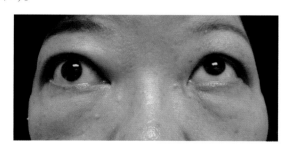

甲状腺相关眼病的种类与症状

轻度的甲状腺相关眼病患者，其实不需要真正的药物治疗，只要做好追踪观察。最重要的是要防止因为角膜长期裸露导致过度干燥，如果过度干燥则需要局部点用人工泪液。另外在最新的治疗方式中，医生也会视情况早期使用一些类固醇的药物。

中度的甲状腺相关眼病患者，则因为未来可能会产生比较严重的突眼或视神经压迫，甚至是复视或眼睑闭合不全，情况较为严重。所以应该进行比较积极的治疗，包括使用类固醇、放射线照射，或是服用免疫抑制药物，来抑制因甲状腺分泌失调而出现的眼疾。

严重性的甲状腺相关眼病患者，眼球肌肉肥大压迫视神经，导致视力减退，甚至可能会失明，所以应该争取时间，尽早住院接受部分手术治疗。

甲状腺相关眼病的周期

甲状腺相关眼病具有急性期，会维持1～3年，然后就会进入稳定期。在急性期阶段，病情会比较不稳定，但也比较好做药物性治疗，可以针对病症给予抗炎的药品如类固醇。如此一来，就能在早期防止眼部肌肉进一步纤维化以及黏多糖增生、堆积。

小辞典

黏多糖

黏多糖(学名糖胺聚糖)是软骨、骨膜、血管壁及皮肤、关节、角膜等的重要组成部分，它能保持水分，维持上述部位的机能。黏多糖中重要的一类，就是近来美容保养品中常提及的玻尿酸，就是因为它能保留肌肤的水分。

黏多糖对人体机能维持虽然相当重要，但甲状腺失调导致的过多黏多糖可能会使骨骼发育不良、角膜混浊影响视力、脸部不当变形、肝脾等内脏肿大，甚至可能会影响智力，真可谓"水能载舟，亦能覆舟"。

若是已进入稳定期，则无法使用药物方式治疗，需要依靠一些手术外科疗法，针对突眼、复视或眼睑收缩进行矫正。

甲状腺相关眼病的治疗方式

甲状腺相关眼病的手术治疗，原则上分为四种：

(一) 眼眶减压术

这项手术是为了改善因为眼肌肥大或脂肪增生而造成的视神经压迫。利用细钻将外侧眼窝的骨头磨细，在眼窝制造更多的空间来容纳多余的脂肪，使凸眼恢复正常。

眼眶减压术后由于眼球会向后缩，所以牵动眼球运动的肌肉也会改变，两眼的运动协调可能会因此受到影响，有时还会有复视的情况产生，通常经过眼眶减压术之后，有3%～15%的患者会出现复视，因此需要再进一步进行手术治疗。

（二）复视矫正手术

两个眼睛的肌肉协调度不够，导致两只眼睛所看的方向角度不同，因而产生复视。甲状腺相关眼病会造成眼外肌纤维化，导致两眼运动不协调产生复视。治疗的方式一般是利用手术将拉紧的眼外肌放松并且加以调整。

手术调整通常仅能校正若干部分的视野，一般来说会使患者看正前方与正下方时没有复视，目的是让病患至少在平常行动或阅读时没有阻碍，不可能达到看四面八方都不会出现复视的目的。因为甲状腺相关眼病本身就会造成眼外肌纤维化，使肌肉失去弹性，所以能使正前方与正下方方向的复视消减，已经算是相当不容易的了。

（三）眼睑退缩矫正术

甲状腺相关眼病患者，绝大多数会出现睑裂变大(眼白露出太多)的现象，用较为浅白的话来说，就是平时看起来就像受到惊吓或愤怒般眼睛睁大的样子，患者经常都会以为这就是突眼(图4)。

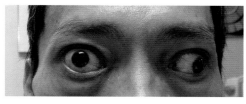

图4　甲状腺相关眼病患者，绝大多数会出现睑裂变大的现象，看起来就像受到惊吓或愤怒般眼睛睁大的样子。这是因为甲状腺激素分泌过多导致的交感神经过度兴奋，造成上、下提眼睑肌肉收缩。本病例除了有上下睑裂变大的情形，也合并有斜视

但实际上这只是假性突眼，因为这是甲状腺激素分泌过多导致的交感神经过度兴奋，造成上、下提眼睑肌肉收缩，而不是因为眼眶脂肪过多而造成眼球本身向外突出。因此手术的目的便是将控制眼皮的肌肉放松，以调整睑裂宽度到理想之位置。

（四）外观性或美容性问题的矫正

甲状腺相关眼病在活性期时，眼部周围的组织会充血水肿。而急性期过后进入稳定期，这些组织因为弹性疲乏就会松垂下来，常会造成眉毛下垂、出现眼袋，或者是眼睑皮肤松弛等现象，让人看起来比实际年龄要老很多。

这些外观性的问题，都可以利用整形手术的方式矫正。因为外观的矫正是非常主观的，因此手术前必须与医生充分沟通。

甲状腺相关眼病的预防

甲状腺相关眼病常常会发生于年轻人，治疗不容易，对于视力的伤害也相当大，所以应该尽早发现并加以治疗。若是已经有甲状腺相关眼病，就更应该注意日常生活的保健，要尽量避免熬夜，远离烟酒，定期检查，这样才能更好地预防甲状腺相关眼病的恶化。

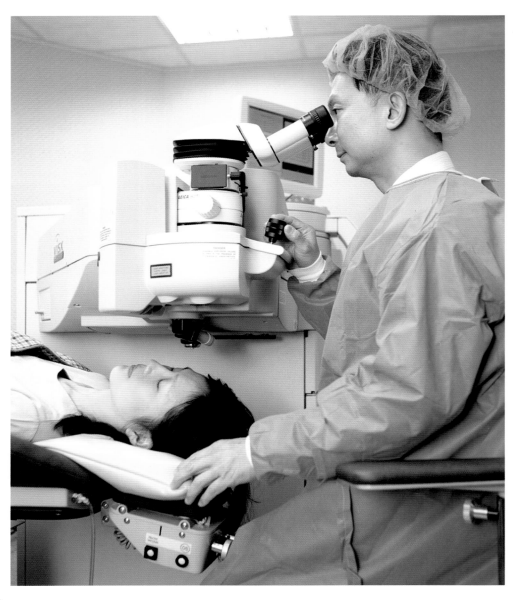

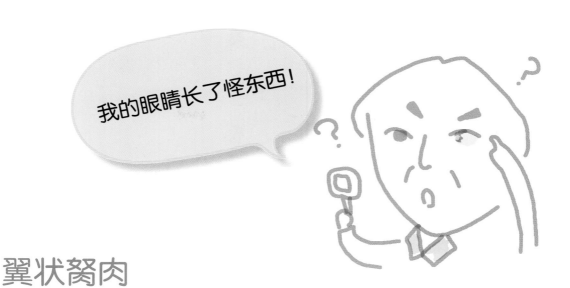

翼状胬肉

白叔从年轻的时候就在工地里工作，每天风吹日晒，二十几年下来，皮肤黝黑、筋骨硬朗，偶尔会腰酸背痛，但没什么大碍。

最近白叔觉得视力有些模糊，感觉好像有什么东西遮蔽到视线，照镜子的时候，发现眼睛白白的地方怎么长到黑眼珠上面来了？难怪老是觉得看不清楚，莫非是白内障？白叔越想越不对，赶紧到眼科去找医生："医生呀！你帮我看看，我的眼白多了一块息肉，还长到了黑眼球里呢！常看不清楚，在工地工作真的很危险啊……"

严重程度	★☆☆☆☆
治疗难度	★★☆☆☆
传染程度	☆☆☆☆☆
可能症状	视力变差　视野缺陷
治疗方式	用药　手术
治疗时间	短期
治疗费用	★★☆☆☆

翼状胬肉俗称"眼翳"，也就是眼睛上长出了可能遮盖视线的薄膜(图1)。一般而言，在长期的日晒环境中比较容易患翼状胬肉，但究竟是日晒环境中的过量紫外线、干燥的空气，还是风沙灰尘，哪一项的影响较大迄今尚无定论，幸好翼状胬肉带来的影响通常并不大，处理起来也不复杂。只要小心保养及护理，通常不会有太大的问题。

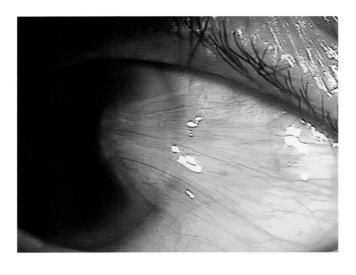

图1 翼状胬肉的外观，犹如增生的一块"赘肉"，常发生在眼睛内侧，较严重时会遮到黑眼珠而影响视力

翼状胬肉和白内障是完全不同的两种眼睛疾病，白内障是晶状体因老化等原因造成了混浊，不像翼状胬肉，白内障从外观上是无法判定的。

翼状胬肉的成因与种类

翼状胬肉的真正产生原因，其实并不是很清楚，但是医学界多半认为与眼球长时间暴露在干燥的环境中，受到风沙、灰尘的刺激，或是眼睛长期接触过量的紫外线有关。

紫外线

小辞典

紫外线的英文缩写是UV，是一种眼睛看不见的电磁波，大部分紫外线都来自太阳。紫外线会对人体造成一定的伤害，经由皮肤吸收后对DNA造成破坏，细胞可能死亡甚至发展成癌细胞。由于地球臭氧层日渐稀薄，大气层抵挡紫外线的能力越来越弱，阳光中的紫外线对人体健康已经造成严重威胁。

由于紫外线与皱纹、晒伤、白内障、皮肤癌、视觉损害和免疫系统伤害的产生有关，因此经常在太阳光下活动的人，要尽量选择使用可以抗UV的产品，包括太阳眼镜、太阳伞、防晒服装以及保养品、化妆品等。

居住在热带性气候的地区的人，就比较容易罹患翼状胬肉。而长期在户外工作或活动的人，也很容易得这种病症。

翼状胬肉的种类与症状

翼状胬肉的症状是眼白的部分好像附上一层不规则形状、半透明的薄膜，这层薄膜其实是结膜增生膜肥厚，以及下血管性纤维化组织往角膜的方向生长所产生的赘肉(图2)。

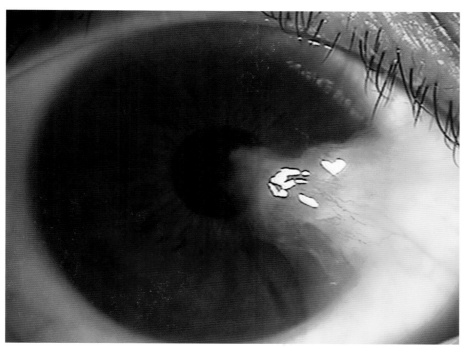

图2 翼状胬肉的外观大部分呈现三角形的薄膜状，会覆盖到部分角膜，有时遮到瞳孔，使视力范围受到限制，而影响到视力

由于这种胬肉外观大部分是呈现三角形的薄膜状构造，看起来很像昆虫的翅膀，所以被称为翼状胬肉。一般来说这种翼状胬肉大都是生长在比较靠近鼻子处的眼白部位，再慢慢向角膜生长。

虽然这层薄膜不痛不痒，但若任由其增生，就会覆盖到角膜，使视力范围变小，甚至会覆盖到瞳孔，使视力减退，进而影响日常生活。如果过度增生，也会造成高度散光影响视力，有时会使眼睛容易充血发红，若是有合并炎症反应，红肿会更严重。

翼状胬肉的检查与治疗方式

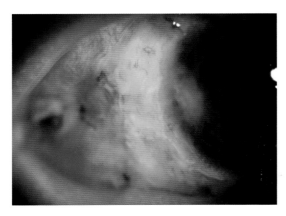

翼状胬肉会对眼睛造成刺激，需要用眼药水或药膏以减少发炎的概率。但是如果翼状胬肉已经渐渐向角膜蔓延，进而影响外观甚至是导致视力减退，就应该考虑采用手术方式将它切除(图3)。

图3 翼状胬肉有时影响到外观甚至视力的时候，可以做手术切除

翼状胬肉手术后的复发率很高，所以还需要配合使用抗代谢药物，以避免再次复发。

翼状胬肉的预防

由于翼状胬肉的生成与环境因素有关，因此在阳光下活动、工作或骑乘车辆时，佩戴能抗紫外线、风沙的太阳眼镜或防风镜、护目镜，配合使用经医生指示的眼药水或药膏等，都能减少翼状胬肉形成的可能(图4)。

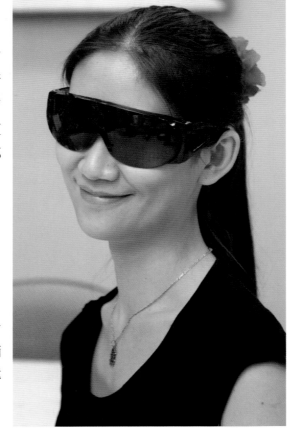

图4 由于翳状胬肉的成因与环境因素有关，因此在阳光下活动、工作或骑乘车辆时，应佩戴能抗紫外线、风沙的太阳眼镜或防风镜、护目镜

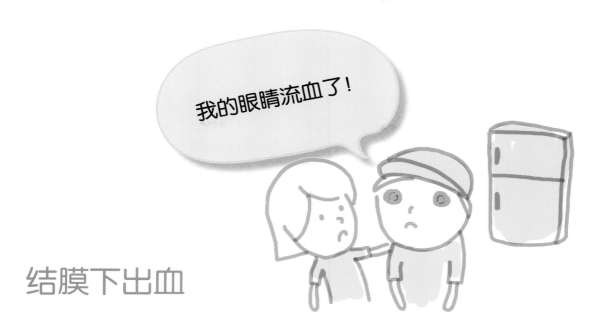

我的眼睛流血了！

结膜下出血

　　小瞳是从外地来的学生，今年由于跟几个要好的同学相约住在一起，因此便从原本住的地方搬出来。宿舍里有几件较大的家具和一个很重的冰箱。小瞳请同学阿勇、小明一起帮忙搬。

　　阿勇跟小明很快就搬好了大部分的家具与电器，但在搬运冰箱下楼梯时，阿勇的脚不小心滑了一下，结果冰箱差点压在阿勇的身上，只见阿勇大喝一声硬是撑住，有惊无险。

　　到了楼下以后，小瞳跑过去关心看看阿勇有没有受伤，阿勇说没摔着，但眼尖的小瞳却发现阿勇的右眼红红的，仔细一看居然整个眼白一片血红，小瞳以为冰箱撞到了阿勇的眼睛，急得哭了出来。阿勇却一副没事的样子，冰箱确实没有撞到阿勇的眼睛，但阿勇的眼睛为什么突然浮现血块呢？

严重程度	★☆☆☆☆
治疗难度	★☆☆☆☆
传染程度	☆☆☆☆☆
可能症状	变红
治疗方式	用药
治疗时间	短期
治疗费用	★☆☆☆☆

　　结膜下出血的成因是小血管破裂，跟大部分身体其他部位的小血管破裂一样，成因多半是用力过度。在没有明显原因的状况下，结膜下出血只是偶然出

现的话对身体健康并没有什么大碍，但是因为是出现在眼球，所以在外观上容易让人感到惊恐。

如果较为频繁地出现，虽然可能不是眼睛方面的问题，但却可能是身体其他部分出了状况，可以说是一种身体健康出现问题的警示。

结膜下出血的成因与种类

所谓结膜下出血，简言之就是结膜下的小血管破裂造成出血，渗出的血液就被局限在结膜与眼球之间，造成急性红眼。这不是细菌感染，不会传染给别人(图1)。

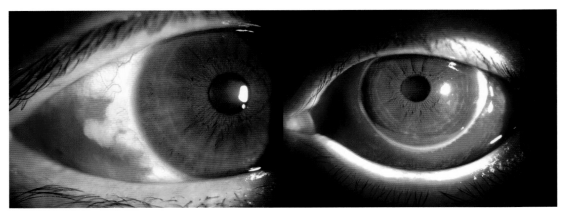

图1　结膜下出血：可见眼白上突然有一块变为红色，并不会有疼痛感或视力模糊的现象，通常在7～12天内会自行吸收。但是有反复发作的结膜下出血，就得考虑有无其他全身性疾病的可能

虽然结膜下出血导致眼白见红的症状常引起患者的恐慌，但绝大部分结膜下出血的患者都没有特定致病原因或全身性疾病。

有时通过问诊可知，大多数患者近期比较疲劳，可判定是身体激素改变，使微血管变得比较脆弱。而少数患者曾有揉眼睛、剧烈咳嗽、呕吐或用力排便的情况。

如果是合并眼球外伤的结膜下出血，就要格外注意了，一定要详细检查，排除巩膜裂伤或眼球挫伤的问题。若是反复发生的结膜下出血，很可能会有其他全身性疾病，如高血压、糖尿病、肝脏疾病或血液方面的疾病，这可能是个警示，提醒你该好好做个全身检查了。

结膜下出血的种类与症状

在发生结膜下出血时，若没有照镜子，患者自身通常也不痛不痒，浑然无所觉，唯有少数人会感到轻微的刺痛，之后就发现眼白部分忽然出现血红一片，但也由于视力并不受出血影响，因此多数人都是在照镜子或被旁人发现异状后才知晓的，其实结膜下出血看起来很严重，但对视力并没有什么伤害。

结膜下出血的治疗

结膜下出血通常会在7～12天内自行吸收，但在吸收的过程中，血块会散开来，颜色也会由血红色转为黄棕色，不可能因用药就瞬间痊愈，用药只能缩短病程，这点要先让患者了解。但是如果结膜下出血反复发作，就得考虑有无其他全身疾病的可能了。

结膜下出血的预防：

1. 避免搓揉及碰撞眼球。

2. 避免剧烈咳嗽、呕吐、用力过度。

3. 若有便秘的情况，应多吃水果、蔬菜帮助排便，或请医生开药解决便秘情况。

4. 因高血压或糖尿病引起的结膜下出血患者，要格外注意控制血压、血糖。

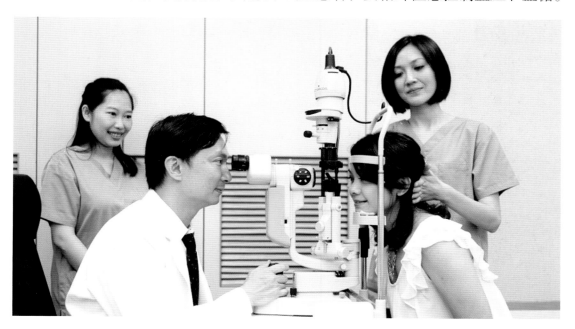

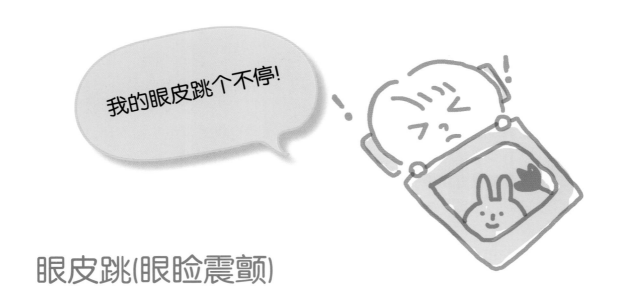

我的眼皮跳个不停!

眼皮跳(眼睑震颤)

　　小明参加的舞蹈社在下周要跟其他学校的社团联谊，听说是因为两个社团都是男女比例悬殊的社团，两个社长才研究一起联谊切磋舞技顺便增加大家的交友机会，小明从小没交过女朋友，听到这消息自然是"既期待又紧张"。

　　最近小明除了白天跟大家一起练习以外，晚上回家也会上网研究舞蹈教学影片，因此比平常睡得晚。到了联谊前一天，小明在看影片时，右眼皮突然跳个不停，他想起外公曾经说过，右眼皮跳代表不好的事情可能会发生，当天晚上他担心得几乎睡不着觉。

　　联谊那天小明的眼皮还是一直跳，在个人表演时，小明因为担心出错，无法专心，果然当场跌倒，小明垂头丧气地走到一旁坐下来，接下来的一天根本不敢抬头看其他女孩子，小明的眼皮跳真的预告了跌倒这件事吗?

严重程度	★☆☆☆☆
治疗难度	★☆☆☆☆
传染程度	☆☆☆☆☆
可能症状	眼皮跳动
治疗方式	热敷
治疗时间	短期
治疗费用	★☆☆☆☆

　　"左眼跳财，右眼跳灾。"眼皮跳的科学原因至今尚未有定论，也因此在民间被当作一种第六感，染上了几许神秘的色彩。

虽然医学上认为偶尔发生的眼皮跳并不会对身体健康产生什么影响，不过它反映了身体或眼睛可能过于疲劳的状况。一般人在过于疲劳时也比较容易出错，导致不顺利的事情顺势会发生，因此一旦眼皮跳，不妨注意一下是不是眼睛正在提醒身体："该休息了!"

眼皮跳的成因与种类

眼皮在医学上被称作"眼睑"，人的眼睑内有片很薄的肌肉层叫作"眼轮匝肌"，它围绕着眼睛成轮形生长，一旦收缩就会引起眼睑收缩，每当失眠、睡眠不足、用眼过度或抽烟酗酒、贫血时，就可能会引起眼轮匝肌纤维收缩，缩张失常进而产生眼皮跳动，以致牵动上面的皮肤，即医学上所说的"眼睑震颤"。

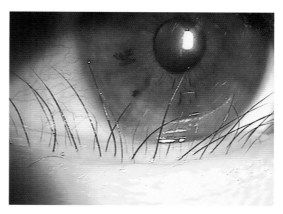

图1　有时倒睫也会造成眼皮跳

一般在太过疲劳、用眼过久或睡眠不足时，眼皮跳的发生概率较高，其他如强光刺眼、倒睫产生刺激、眼睛进了异物、眼睛干涩、常常喝茶或咖啡，甚至是抽烟、喝酒等，都容易造成眼皮跳动(图1、图2)。

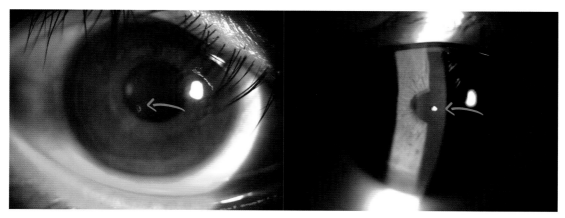

图2　有时眼睛进了异物，如图异物卡在角膜上，造成眼睛不适，也会引起眼皮跳

135

眼皮跳的种类与症状

其实大多数人眼皮跳动都是一种良性突发状态，原因依旧没有定论，就当作神经一时"短路"，很快它自己就会恢复。

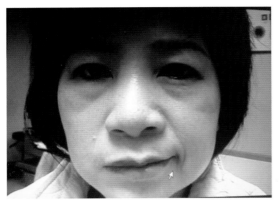

图3　图中患者发生右侧眼皮跳及颜面神经痉挛

一般来说良性的眼皮跳动通常会在几分钟甚至几秒钟内结束，最长顶多维持个半天，但若眼皮跳个不停，且眼皮跳动是连同半侧面部肌肉、眉毛及口角皆抽动的话，则可能是半面颜面神经受到伤害所引起的痉挛现象，应积极尽快找医生诊治，否则可能会出现口歪眼斜的后遗症(图3)。

痉挛

小辞典

一般而言，痉挛是指肌肉或器官发生急剧而不自主的收缩，痉挛的可能成因包括过度疲劳、紧张，或因为神经系统的疾病、急性传染病等。大部分痉挛仅会维持数分钟，且不会带来任何后遗症，但有些痉挛可能会持续不断。

痉挛有时会带来疼痛或造成肌肉或器官的运作障碍。有些非常严重的痉挛还可能导致肌腱或韧带因为过度用力收缩而受伤。而发生在面部的痉挛，则可能因为过度严重导致面部肌肉瘫痪或萎缩，进而影响面部功能与外观。

眼皮跳的检查与治疗方式

最常见的眼皮跳为"肌肉颤动症"，每次跳个几秒到几分钟，此时不用太过担心，只要过一阵子之后就会自行恢复正常。但如果心情因此受到影响的话，一般建议也可趁此时闭目养神，或用热毛巾敷眼睛以放松眼周小肌肉，都可以让症状减轻。

眼皮跳的预防

避免过度用眼或身体太过劳累，每天保持充足的睡眠，平常也应该避免过度饮用茶、咖啡、提神饮料、酒类等，都可以降低眼皮跳的发生，对身体健康也会有很大的帮助。

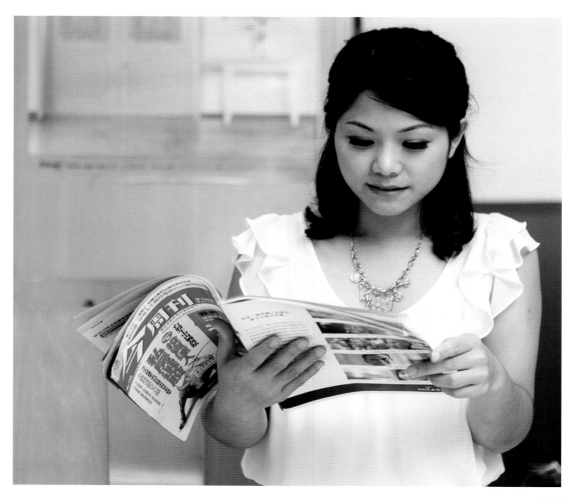

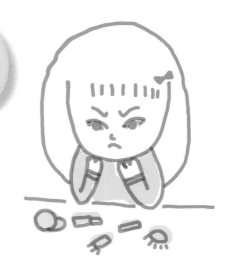

我的眼睛长了好多小水泡！

眼睑炎

小晴刚上大学，最近开始迷上化妆，尤其是化眼妆，每天出门前都要对着镜子花半小时到1小时才肯出门，回家后又要花半小时卸妆，睡觉前还会花半小时保养。妈妈虽然觉得小晴花太多时间在化妆上了，但想着女孩子总是要会化妆的，只要不是浓妆艳抹，也就由她去了。

这几天，小晴突然停止化妆，而且眼睛经常红红的，妈妈猜想该不会是失恋了？于是关心地问了一下，走近一看，天啊，小晴的眼睑上面长了好多水泡，左边眼皮也是肿的，小晴的眼睛到底出了什么问题呢？

严重程度	★★★★★
治疗难度	早期★★★☆☆　　晚期★★★★★
传染程度	☆☆☆☆☆
可能症状	视力变差　刺痛、干涩
治疗方式	用药　　手术
治疗时间	长期
治疗费用	★★★★☆

常被忽略的眼睑炎

眼睛痒且刺痛似乎是每个人都曾有过的经历，甚至是常有的经历，时好时坏的症状令人困扰，却也有人认为只要不痒就好了，因此置之不理，任由病症反复发生而疏忽就医。

有时，你会发现，除了感到痒之外，眼睛可能还会有灼热感、异物感、流泪畏光，眼白部分布满血丝，眼睑边缘红肿有小水泡(图1)，睫毛易掉，分泌物多且造成视力不稳定等症状。

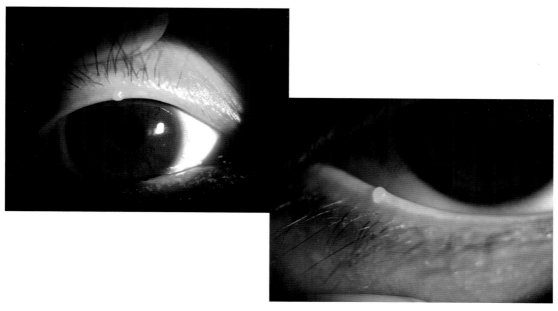

图1　眼睑炎：患者在眼皮边缘红肿且产生小水泡。这种小水泡是由睑板腺发炎造成的

眼睑炎的成因

患者常以为是眼球的问题，其实这可能就是常被忽略的眼睑炎，其成因包括：

1. 眼睑皮脂腺分泌旺盛，油性体质的人。

2. 被葡萄球菌感染，患者有时是有脂溢性皮肤炎、异位性皮肤炎或常晚睡的人。

3. 化学性刺激，如化妆品、保养品。此为一种慢性疾病，不易根治，且有时会伴随反复发作的麦粒肿(即睑腺炎，俗称"针眼")(图2)。所以，除了医生施以药物治疗外，患者应当自我护理并注意眼睑的清洁与保健。

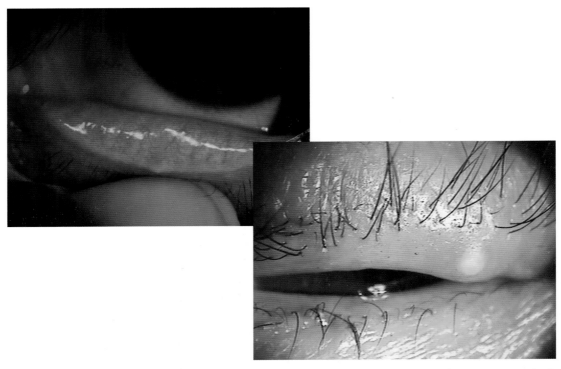

图2　左图是眼睑炎所造成的睑板腺阻塞。右图是反复发作的麦粒肿，常由慢性眼睑炎造成，图中眼皮边缘有肿起来的小脓疱

眼睑炎的治疗方式

1. 用干净的毛巾蘸热水(约洗澡水的温度即可)，双眼轻轻闭上，将蘸湿的热毛巾盖在眼睛上。毛巾的温度下降后，再蘸热水，重复热敷。每次热敷的时间约10分钟，早晚洗脸时都做一次，有空可多做几次，每天最好做3~4次。

2. 热敷之后再点药水、药膏，效果会更好，症状也能得到改善。

眼睑炎的配合事项与预防

平常要少吃油炸类食物，作息正常，避免熬夜，避免过度的眼妆。而一旦眼睑炎发作，除了配合医生进行清洁与治疗以外，也要尽可能停止化妆，也要停止或减少佩戴隐形眼睛，让眼睛外部刺激减到最小，以免恢复时间过长，或持续反复发作。

看东西怎么会扭曲?

中心性浆液性脉络膜视网膜病变

一位30岁的李姓工程师，由于近年电子业市场竞争，已连续熬夜加班近半年，对自我要求极高的李先生自觉压力极大，几个月前开始左眼视力模糊，起初不以为意，最近突然左眼视力减退，而且模糊范围由视野中央延伸到下方，呈现一块云雾状模糊的椭圆形，看物体觉得昏暗、线条格纹也扭曲变形，于是赶紧到眼科求诊，经过荧光血管摄影仪器与医生检查，诊断为"中心浆液性脉络膜视网膜病变(CSC)"(简称"中浆病")，属于眼睛的黄斑部病变(图1)。李先生不可置信地认为这应该是老年人才会得的眼疾啊!其实近年来，此疾病常见于眼科门诊，其中，成年男性，性情急躁、睡眠不良及交感神经过度兴奋(压力大)的人，自我要求高者等都是好发人群，但确切的

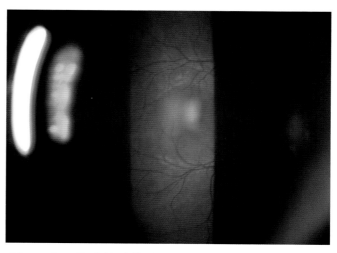

图1 中心浆液性脉络膜视网膜病变：视力受损大多在1～3个月内会自行恢复，少数患者会造成永久性的黄斑部受损

原因不明。所以一般认为体内的"肾上腺素"与"肾上腺皮质激素"升高是引发疾病的相关因素。

眼科医生建议李先生先自我观察病情变化，调整生活作息，按时口服消炎药及利尿剂并以眼药水控制眼内发炎及水肿症状。观察1～3个月，通常病灶处水肿会自行吸收且预后良好。

中浆病的视力受损80%～90%在1～3个月内会自行恢复。由于中浆病使用一般药物治疗的效果有限，但因为会自行恢复的概率也很高，所以目前只有在病程持续4～6个月以上或是重复发作的患者，才考虑施以激光治疗，少数患者会造成永久性的黄斑部受损。

复发性角膜糜烂

复发性角膜糜烂在眼科中并不少见。通常是患者有外伤的病史并引起角膜挫伤，例如被指甲、纸片、书、树枝等异物割伤角膜，造成角膜表皮细胞愈合不良，因此导致角膜糜烂一再发作(图1)。

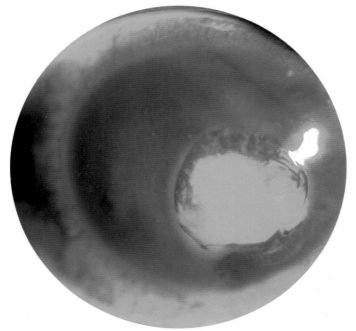

图1　复发性角膜糜烂：特征是角膜表皮细胞愈合不良，没有紧贴于角膜底下的基层，如图可见上皮松脱导致角膜糜烂一再发作

这种角膜糜烂通常是单眼发作，病患常会有痛不欲生、泪流满面、眼睛睁不开、视力模糊等症状，尤其特别容易发生在早上或半夜醒来，眼睛刚睁开时。除此之外，复发性角膜糜烂有部分是因为基底膜营养不良引起的，但大多是由于基因突变遗传所导致，若是因营养不良引起，通常是双眼发作。

传统治疗复发性角膜糜烂的方法，会先用包扎、点人工泪液、戴治疗性隐形眼镜等方法缓解症状，但因为容易复发，所以有时也会用棉签移除糜烂不正常的表皮细胞，然后再戴治疗型隐形眼镜。或者用针头刺在角膜糜烂处来形成结疤(角膜前基质穿刺)，促进角膜愈合，但这样的做法也可能会造成明显的瘢痕影响视力。

用准分子激光来做治疗性激光角膜切除术(PTK)，对于复发性角膜糜烂的治疗效果不错，但必须进入手术室将表皮细胞刮除后，再施行激光手术切除，伤口3～5天才愈合，术后2～3天仍会相当疼痛，甚至引起屈亮度数的改变。

　　对于反复发作的复发性角膜糜烂，使用Nd：YAG激光做角膜前基质穿刺来治疗，有不错的效果(图2)。这是以低能量激光治疗，就可以达到很好的效果，而且较少引起结痂反应，不影响视力，可以治疗视中心区域，在治疗大范围复发性角膜糜烂时有较高的成功率，这样的方法比一般的传统治疗方式有效，若不能完全治愈，至少能大幅度改善患者的不适症状，较其他手术简单且无痛，而且可在门诊进行，不需要进手术室。

　　受过伤的眼睛且经医生诊断是"复发性角膜糜烂"的患者日常生活中的自我保养很重要，同时尽量不要熬夜，不要长时间用眼，不揉眼睛，必要时依照医生指示点人工泪液和药膏，才能避免再次复发。

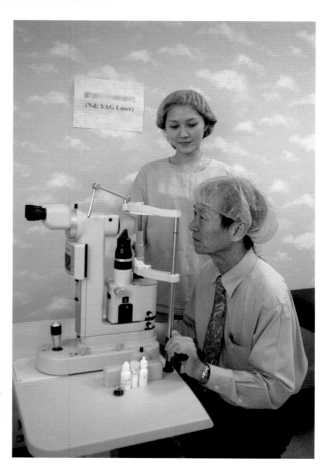

图2　对于反复发作的复发性角膜糜烂，使用Nd：YAG激光做角膜前基质穿刺来治疗，有不错的效果，可在门诊进行，不需要进手术室

疱疹性角膜炎

　　眼睛红红的，不一定是红眼症或者是结膜炎、角膜炎等，有些时候，眼科门诊会遇到疱疹性角膜炎的患者来就诊。这是属于较严重型的角膜疾病，通常单侧发作。患者会有眼睛红、疼痛、视力模糊、畏光、流泪等症状。疱疹性角膜炎分为两种，一种是单纯的外在病毒感染(单纯疱疹性角膜炎)，另一种是内源性神经性感染(带状疱疹性角膜炎)。

　　单纯疱疹病毒通常通过皮肤或黏膜接触感染，除了导致角膜炎、角膜溃疡，严重的会造成虹睫炎，免疫力低下的人会特别严重。最初感染往往没有太明显的症状，病毒潜伏在面部的三叉神经节内，有可能数月或数年之后才发作。

　　单纯疱疹性角膜炎容易发生在免疫力较低的时候，因为生病、发烧、感冒、受伤、疲劳、熬夜、精神压力大等，疱疹病毒经由接触传染，散布到眼睛的黑眼球上，或眼球四周的皮肤表面。经由医生检查会发现角膜上有树枝状溃疡(dendritic ulcer)，眼皮外观则只是轻微肿胀，不一定会有水泡，因此病患常误认为是长针眼，但其实是单纯疱疹性角膜炎(图1、图2)。

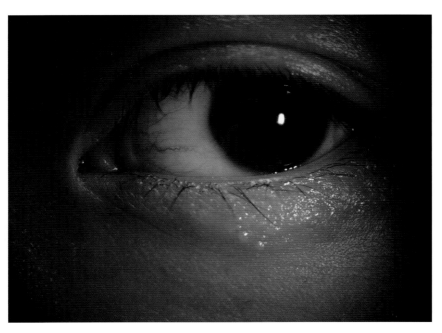

图1　单纯性疱疹有时只会感染到眼皮，造成眼皮处长水泡、肿胀、发红，病状表现类似麦粒肿

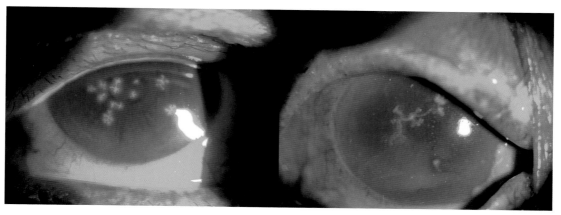

图2　树枝状溃疡是疱疹性角膜炎的特征，可以数个小型树枝状溃疡(左图)，或一个大的树枝状溃疡(右图)

　　带状疱疹(民间俗称蛇盘疮)，水痘和带状疱疹都是由同一种病毒感染或活化产生的。在第一次感染这种病毒时会造成全身性的小水泡，也就是水痘，水痘痊愈后病毒便会潜伏在神经节内。有研究显示，感染过水痘的人中大约有20％会发生带状疱疹。绝大多数的人一生只会得一次带状疱疹，只有极少数的免疫力不全或癌症患者才可能发作两次以上。病毒一旦复发，除了皮肤的症状之外，病毒有时会随着神经散布至眼睛。

　　带状疱疹性角膜炎，除了会有疼痛、畏光、流泪、视力模糊等症状外，前额、头皮和上眼皮等部位也会感染，第五对脑神经的眼分支所分布区域有小水泡，鼻尖也有小水泡，也有可能造成结膜炎、角膜炎、巩膜炎、虹睫炎、视神经炎、网膜炎、脉络膜炎、青光眼、疱疹后神经痛等后路后遗症(图3、图4)。

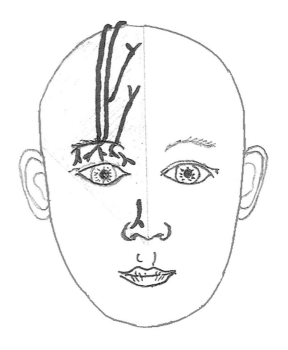

图3　若带状疱疹影响到第五对脑神经的第一分支即眼分支，最容易引起眼睛的问题，外表可见皮肤水泡及溃烂，影响的范围像V形，如图中灰色部分，包括前额、眉毛、眼皮周边及鼻子

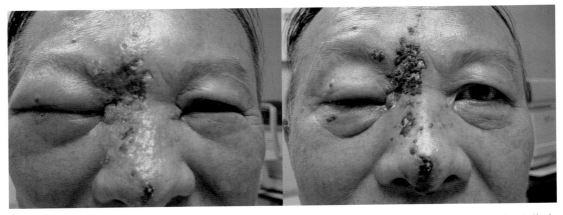

图4 带状疱疹感染在第五对脑神经的眼分支：左图是急性期，右图是结痂期。在眼分支所分布的范围内，都是此次疱疹病毒可以影响的范围

一旦感染疱疹性角膜炎，有些上皮溃疡痊愈后，会造成深部角膜实质组织产生浸润甚至结痂，有可能导致视力衰退。

在角膜的并发症方面，有可能在形成溃疡处受到其他细菌的二次感染而产生继发性细菌性角膜炎，或者是角膜浊化而影响视力。有些患者则因病毒造成眼角膜神经性病变，使得敏感度下降，也有可能因为角膜溃疡难以控制，角膜过度薄化甚至穿孔破裂，若是范围太大无法修复，必要时要进行角膜移植才能保住眼球与视力。此外，病毒也可能侵犯至眼前房与隅角，造成眼压升高而形成继发性青光眼。

疱疹性角膜炎的治疗：给予滴眼、口服或是注射剂型抗病毒药物，目的在于缩短临床病程、局限病灶影响范围以及减少可能伴随而来的疱疹性神经病变。为避免产生角膜混浊，或是要控制眼前房发炎时，有时候会合并使用微量的类固醇药物。

治疗上使用抗疱疹病毒药(如阿昔洛韦、安西他滨)，辅助性治疗可搭配使用人工泪液药水、凝胶或类固醇抗生素眼药水。疱疹性角膜炎远较一般红眼症或其他角膜炎都要严重，最好尽早就医诊治，才能对症下药，不致耽误病情。

孕产期女性眼科用药安全

怀孕及哺乳期的妇女有眼科治疗需要时应该如何用药，对大多数的眼科专科医生来说是一门很大的学问。

虽然美国食品药物管理局(FDA)对于孕期药物按安全分类分为：A级(在人类研究中，没有发现药物对胎儿有风险)，但此类的药物非常少，因为通常没有孕妇愿意冒风险当"小白鼠"加入研究，所以通常只限于维生素或生物制剂胰岛素等；B级(动物研究中没有发现对胎儿有风险，但人类没有研究报告；或动物实验看到有不良反应，但人类实验中没有不良反应)，例如对乙酰氨基酚或是大部分常用的抗生素等；C级(动物实验中有不良反应但缺乏人类研究报告，使用上好处应该大于坏处)，例如一般的感冒药、止痛药等；D级(对胎儿确实可能有不良影响，除非母体疾病必须需用，好处大于坏处时才可以使用)，用药时要特别小心；X级(胎儿致畸胎作用明显确定，就算对孕妇有帮助，仍然不建议使用)。眼科常见疾病，如青光眼及干眼症的治疗经常会碰触到这些问题(图1)。

青光眼可能是怀孕者患病中治疗最棘手的。几乎所有的青光眼药物都属于FDA分类中的C级。这意味着没有很好的研究显示，这类药物在怀孕期间被证明是安全的。尤其是含有前列腺素(prostaglandin)的眼药水，虽然对人类孕妇的潜在危险性还不清楚，但动物实验发现可能具有生殖毒性，对孕妇的研究尽管无适

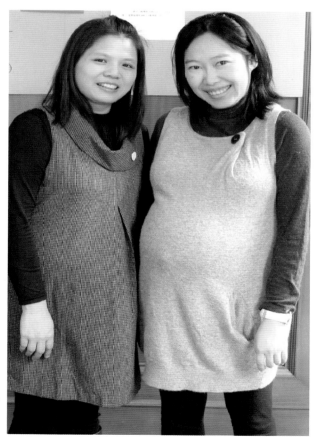

图1　孕妇在眼科的用药，需要注意的是治疗青光眼及干眼症的药物

147

当资料，并未发现致畸胎作用，但有些研究指出会引发流产，对刚出生的新生儿有部分药理作用，例如胎儿会心律不齐。虽然也没有研究显示出青光眼用药中的成分是否会分泌至人类乳汁中，但动物研究发现这类药物的代谢物是会分泌到乳汁中的。因此，患青光眼的孕妇在治疗中，多数的医生宁愿选择停止青光眼药物或者是降低剂量。怀孕的几个月没有治疗或眼压控制较不好，短期并不会造成视力损伤。也有其他研究显示，孕期妇女眼压有可能不经治疗便会自然降得较低。

另外，干眼症在怀孕期的妇女中也很常见，但医生通常都会评估其影响的严重程度，禁止一些药物的使用直到生产后；除非孕期妇女因为干眼的症状引起眼角膜擦伤而苦不堪言，眼科医生也会配合妇产科医生的专业建议，采取一些温和的眼科用药，尽量用最低的剂量给予治疗，以维护母体及胎儿的健康。怀孕期间的干眼不适，医生也可以建议使用泪小管栓子的方式治疗，这是一种安全、非手术性、保湿效果佳的方式。

怀孕期间，任何药物的给予对母体或胎儿来说，都必须小心谨慎。因此，在怀孕期间，如果必须点药，尽可能在点药后闭眼3分钟，而不要眨眼睛，这样可以减少药水流入鼻泪管到喉咙而致全身吸收。母亲受到激素的影响，眼睛有可能出现水肿不适、干眼等症状，所以不建议在怀孕期间做任何眼科激光手术，同时建议要减少隐形眼镜的佩戴时间，孕妇也要保持良好的卫生习惯，增强免疫能力，避免受到不必要的眼部感染。万一有用药的需求，也必须寻求眼科专业医生的帮助，千万不要自行购买药品或者私自增加或减少药物剂量，以确保孕期用药的安全（图2）。

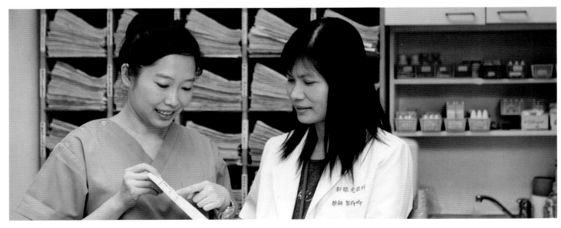

图2　孕期眼部用药要寻求医生的帮助

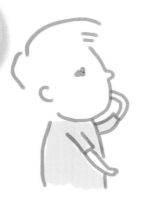

我的眼睛又红又肿！

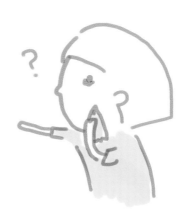

慢性结膜炎

佩姗班上正在流行看一部电视剧，是关于一个高中女生罹患绝症但勇敢面对的故事，因此只要看到有人连续几天眼睛红肿，就知道她最近也看了那部电视剧。而男同学因为怕看了会哭，好面子，所以都不看。

这天坐在小明旁边的佩姗注意到小明连续好几天眼睛又红又肿的，她想：只喜欢看动漫的小明居然也看了那部电视剧！于是下课时间便偷偷问小明好不好看？小明却说："我没有看啊！我只是眼睛不舒服！"佩姗不相信："少来了，你一定是看得天天哭吧？"小明急得跳脚："我真的没有看！"小明到底为什么眼睛会这样一直又红又肿呢？

严重程度	★★★★★
治疗难度	早期★★★☆☆　晚期★★★★★
传染程度	☆☆☆☆☆
可能症状	视力变差　视野缺陷
治疗方式	用药　手术
治疗时间	长期
治疗费用	★★★★☆

慢性结膜炎的可能成因有很多，但大体可以归纳为长期未做好眼睛保护或保养，因此眼睛便发炎、感觉不舒服。慢性结膜炎最可怕的并不在于具体的病症，而在于患者可能自行购买含有类固醇的眼药水治疗，而长期滴这类眼药水就会有诱发青光眼，甚至有失明的危险。

慢性结膜炎的成因与种类

造成慢性结膜炎的原因有很多种，而共同的原因就是外部的反复刺激，分类如下：

1. 因生活或工作的关系眼睛长期受到风吹、烟熏或飞尘的刺激。

2. 眼睑结构的问题，例如倒睫不断刺激眼睛，或眼睑外翻使结膜长时间暴露在脏的空气中，造成眼球干涩发红、泪囊炎、眼睛四周的皮肤发炎，也会刺激结膜发炎(图1、图2)。

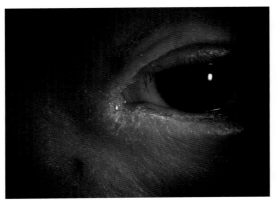 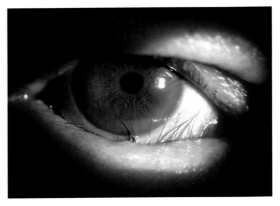

图1　眼睛四周的皮肤发炎也会造成慢性结膜炎

图2　倒睫不断地刺激眼睛也会造成慢性结膜炎

3. 干眼症患者，泪水分泌过少，无法将眼睛润湿，会对于外在环境刺激更为敏感，如此一来也易造成慢性结膜炎。

4. 常因眼睛不适点眼药水，若因其中的成分或防腐剂起不良反应，点眼药的刺激，反而令发炎更厉害。

5. 眼睑受到病菌侵犯，患者没有长期持续治疗，症状时好时坏，亦会造成慢性结膜炎。

慢性结膜炎的症状

结膜炎就是指当结膜发炎或受到刺激时，微小的血管会变粗并充血，眼白部分看起来红红的，眼睛分泌物较多，可能会有灼热的异物感、眼睛痒及眼皮水肿、容易感觉疲倦等症状(图3)。

慢性结膜炎的症状与急性结膜炎几乎相同，差别只在于时间的长短不同，急性结膜炎在2～3周内就会痊愈，但若超过3周还未康复，就会演变成慢性结膜炎。慢性结膜炎不像急性结膜炎来得快去得快，时好时坏的症状、不知何时才会康复的拖延感，常会让人感到不胜其烦。

慢性结膜炎一般在傍晚时分症状会比较明显，假若无法找出并避免病因及刺激的来源，将反复发作，很难根治。

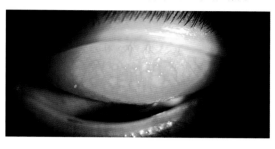

图3　慢性结膜炎会有结膜滤泡产生，微血管变得较粗、充血，眼白的部分看起来红红的

慢性结膜炎的治疗方式与配合事项

1.慢性结膜炎的治疗，必须找出病因才能对症下药。若是因病菌感染且对治疗无效，则须检测出致病菌，才能给予有效的药剂。

2.若是由外在因素造成的，则应尽量避免接触刺激源，如减少外出、避免正面被风吹、少接触油烟灰尘、避免使用隐形眼镜、少化眼妆等。

3.若是眼睑的问题，如倒睫及眼睑外翻，可考虑手术治疗，而慢性眼睑炎则须花较多精力和时间治愈。

4.若是干眼症引起的发炎，则建议使用不含防腐剂的人工泪液，长期点眼药者则可先停用一段时间。

慢性结膜炎的预防

1.眼睛常感到疼痛的人，应避免接触香烟、机动车废气这些刺激性物质，也不能在眼睛周围使用化妆品。

2.使用眼用软膏、滴眼剂和洗眼剂等药品须经医生指示，因为这些可能也含有慢性刺激眼睛的物质。

3.佩戴隐形眼镜的人，千万不要偷懒，需格外注意镜片的清洁。同时避免使用含汞的隐形眼镜药水。

4.若接触到患有结膜炎的患者，应立即清洗双手，且切忌揉眼。

5.少到公共场所或游泳池，避免使用公共卫浴的毛巾或物品。

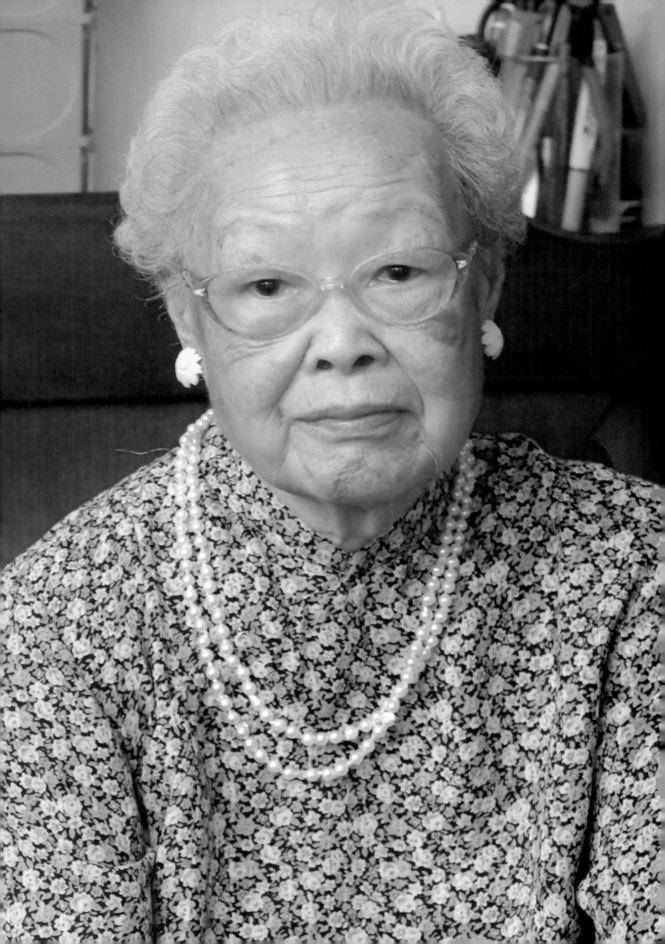

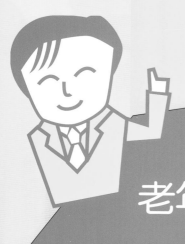

老年银发族篇(56～100岁)

谁说"发苍苍"注定"视茫茫"？在医疗科技如此先进的时代，退化性眼疾也可以有效治疗及预防哦！

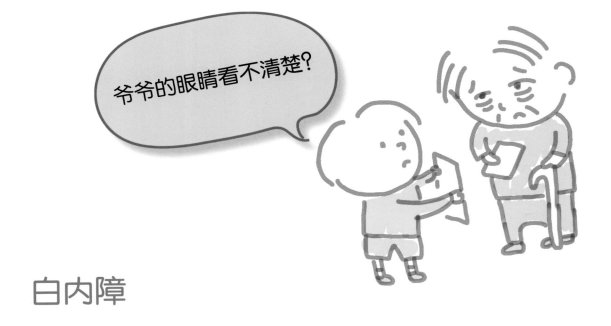

爷爷的眼睛看不清楚?

白内障

　　小明在这次的考试中成绩相当优异，爸妈在高兴之余买了一台小明长久以来想要的电脑给他，虽然免不了会玩网络游戏，但小明也很认真地学习使用电脑，一个暑假之后，基本的打字、发邮件还有文字处理都已经掌握了。

　　暑假过后的某一天，外公和外婆来家里玩，小明迫不及待地拉着外公外婆看他的新电脑，没想到外公外婆看到电脑就连忙挥挥手，跟小明说他自己玩就好了。小明很失望，因为他其实想要给外公外婆看他的得意之作，就是小明利用电脑将暑假时全家跟外公外婆出去玩的照片做成了附有音乐的幻灯片。

　　小明的妈妈在外公外婆回去以后，跟小明说外公外婆最近因为白内障，眼睛看不太清楚，要他不要失望。到底什么是白内障？为什么白内障会让外公外婆连电脑屏幕都看不清楚呢？

严重程度	★★★★☆
治疗难度	★★★☆☆
传染程度	☆☆☆☆☆
可能症状	视力不佳
治疗方式	🔪手术
治疗时间	短期
治疗费用	★★★★☆

　　广告中所形容的"眼睛雾、畏光、流眼泪"可以说是许多老年人眼睛状况的写照，其中的"雾里看花"通常就是指白内障。白内障是由于眼球自然老化

所产生的眼疾，在中老年人中属于非常常见的一种疾病，特别是亚热带地区由于日照强烈，患病比例更高。据统计，在某地区50岁以上的人，有六成患有白内障，到了60岁以后，比例更高达八成！

白内障也可能因外伤、并发症或使用药物产生，因此并不是中老年人专属的眼疾，尤其近来高度近视人口大增，因为高度近视引发的白内障也开始出现在30岁左右甚至更年轻的青年人身上，可见白内障跟青光眼一样正借由高度近视这条路径慢慢地把触手伸向年轻一族(图1)。

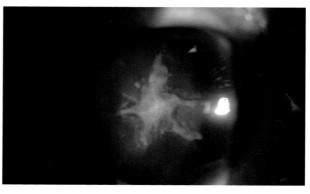

图1 晶状体前囊膜的混浊所造成的白内障，年轻人的发病率较高

白内障的成因与种类

晶状体位于瞳孔后方，介于虹膜与玻璃体之间，在正常情况下晶状体是透明的，当光线透过角膜后进入前房与瞳孔，并经由晶状体的折射才能将影像清晰地呈现在视网膜上，如同照相机镜头使光线聚焦在底片上，而眼睛的底片就是视网膜。

白内障是指原本清澈透明的晶状体变混浊，导致光线无法完全穿透而造成视觉模糊，而且是无法用眼镜矫正的。通常可分为先天性与后天性两种情形，其中又以后天性的老年性白内障最为常见。

老年性白内障是一种自然老化的现象，随着年龄的增加，眼球内部的晶状体会慢慢发生硬化，以至于逐渐混浊，导致视力慢慢减退，影响到日常生活及工作。老年性白内障可说是银发族最常见的疾病(图2)。

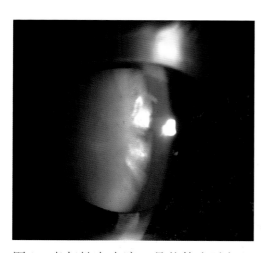

图2 老年性白内障：晶状体会随年纪增长慢慢硬化，逐渐混浊，而影响到视力。有时会造成近视度数增加，患者会误以为老花眼改善，其实是白内障的混浊度越来越严重

155

白内障可能的原因归纳如下：

1. 老年性白内障：最常见的一种白内障，随着年龄的增加，40～50岁后，晶状体会慢慢发生硬化、混浊而渐渐造成视力上的障碍。

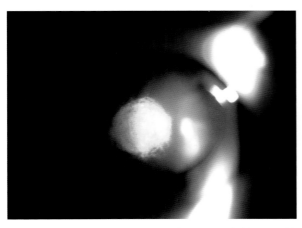

图3 先天性白内障：由遗传性、染色体变异等引起，会导致晶状体变白、混浊，也会造成视力发育不良

2. 外伤性白内障：由车祸、钝器伤害、尖锐物品的刺伤或穿透性眼内异物伤害到晶状体所引起。

3. 并发性白内障：因虹睫炎、青光眼、视网膜色素病变等引起的白内障。

4. 先天性白内障：由于遗传性、染色体变异、胎内感染或不明原因所引起，婴儿瞳孔见白色或灰色的混浊点，可能导致视力发育不良(图3)。

5. 代谢性白内障：如糖尿病、甲状腺疾病等身体新陈代谢异常所引起的白内障。

6. 药物性白内障：因长期使用固醇等药物所引起的白内障。

7. 后发性白内障：也就是在白内障手术后三个月至一年又发生的晶状体后面的后囊混浊，此种白内障不必再手术，只需要再接受YAG激光做后囊切开术即可，做完之后就可以恢复刚手术完的良好视力。此种状况几乎会发生在所有做完白内障手术的患者中，尤其是年轻一族(图4)。

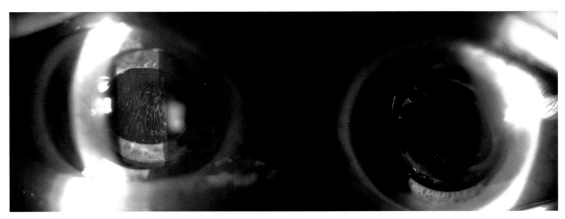

图4 后发性白内障也就是二次白内障，左图就是后发性白内障，可见在人工晶状体的后方长了一层薄膜，这也会影响视力，所以俗称二次白内障，此种白内障需要以YAG激光做后囊切开术即可恢复良好视力。右图为做完YAG激光后的状况，可见后囊清澈干净

白内障的症状

白内障的早期，可能会因晶状体出现混浊，而有视力不稳定、模糊、复视、畏光、夜间炫光等症状。而晶状体颜色发生变化后，会有物体明暗对比难以分辨、色调改变、物体颜色变暗等跟色觉有关的症状。

小辞典

视力

我们常说视力好的人再远再小的字都看得很清楚，但"看清楚"只是视力的一部分而已。医学上来说视力可分为光觉视力、色觉视力、立体视力和形觉视力。

光觉视力：光觉是指光线经过眼睛打在视网膜上，被感光细胞接收，并透过视神经传导至大脑产生光的感觉。因此光觉视力是指视网膜对光的感受能力，它是视觉最重要的部分，没有光觉视力，其他三种视力再好也没用。

色觉视力：各种颜色的光线都是由红、蓝、绿三原色的光线所组合而成的，而视网膜上存在着对这三种颜色特别敏感的细胞，借由不同光线射入时产生不同的刺激，产生色觉感受差异，例如当三种颜色的光线程度一致时，大脑就会产生白色的色觉，如果缺乏某一种或两种色觉，则有部分颜色无法在大脑中产生区别，就是一般所说的"色弱"或"色盲"。

立体视力：感受各空间与各物体的大小与彼此之间相对距离的能力。一般来说在两眼正常的情况下，左右大脑越协调，空间感越好，而在弱视、斜视甚至失明的情况下，立体视力会较差。

形觉视力：视觉系统重要的感觉功能之一，是人的眼睛辨别物体形状的能力。一般所说的视力即指形觉视力，它是指识别物体形状的精确度，即区分细小物体的能力，也就是两个相邻点能被眼分辨的最小距离。

有些晶状体的折射作用也会改变，部分可能有近视度数逐年大增的情况发生，需常更换眼镜矫正度数，到晚期时白内障的症状则是视力障碍日渐严重，最后甚至"伸手不见五指"，仅剩些微弱的光觉视力。

早期的白内障对视力仅有些微弱的影响，对日常生活不会有太大干扰，可以不必急着动手术，但有些过度成熟的白内障，会引起晶体性青光眼，故不宜等到过熟时再手术，以免产生并发症及增加医生手术时的难度。

白内障的治疗方式

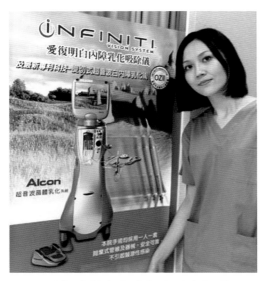

图5　最新式的白内障超声手术仪器，可给病患提供最佳的手术质量

一般来说，当白内障严重程度到视力0.5以下而无法用眼镜或隐形眼镜矫正时，即可考虑接受手术治疗，吸除混浊的晶状体及植入人工晶状体。而进行白内障手术的时机通常是依个人生活需要而定，即视力障碍已影响到日常生活时，就是开刀的时机了。

随着医学的进步，眼科手术已进入显微超声波手术的时代，人工晶状体的发展进入更高层次，使术后视力矫正臻于完美，目前是以"微小切口白内障超声乳化手术"加上"折叠式人工晶状体"的手术方式为主，手术安全性高，时间也短，只需15～20分钟即可完成(图5、图6)。

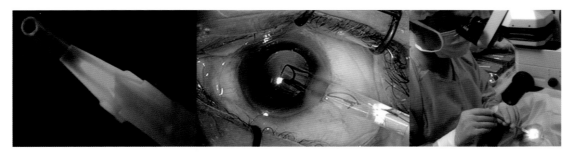

图6　目前是以"微小切口白内障超声乳化手术"加上"折叠式人工晶状体"的手术方式为主，手术安全性高，时间也短，只需15～20分钟即可完成

伤口只有2.2～2.5 mm，不需打眼球麻醉针，伤口自然愈合不用缝线，复原快不用住院，95％以上的患者术后可恢复最佳视力，多数患者看远处也不需戴眼镜，可有稳定且长时间的清晰视力。通常患者在术后遵守医生指示，2～3周后即可恢复正常生活。

植入人工晶状体后大部分人便不需戴眼镜即可显著改善视力与日常生活，少数患者若需要更佳的视力工作，可用眼镜辅助。

现今有更多品牌的新式人工晶状体可供患者选择，如非球面衍射多焦点镜片可以在白内障手术中顺便矫正老花眼及近视的度数；还有散光非球面衍射多焦点的镜片不仅可以矫正病患老花眼及近视的度数，更可以一起矫正散光的度数，达到患者手术后不必再佩戴眼镜的目标。有些人工晶状体有黄色的设计，也可以让手术后的患者对色觉的敏感度及对比度更好，同时又有阻挡蓝光及紫外线的功能。手术前可以跟医生或医疗人员咨询讨论，看哪一种新式人工晶状体最适合自己(图7、图8)。

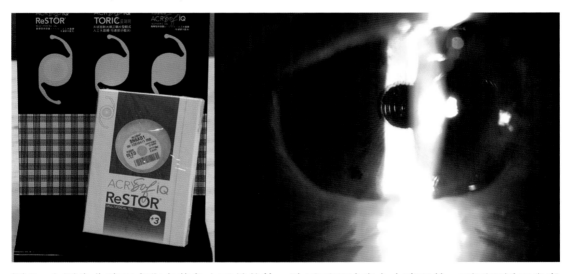

图7　左图为非球面多焦点黄色人工晶状体，除了可以治疗白内障以外，更可以矫正患者的近视度数及老花眼度数，有的医生会说这是三合一的治疗方式。右图为植入此种多焦点镜片的患者手术后的情况，由裂隙灯检查可见镜片有一圈一圈多焦点的外观

若未植入人工晶状体或不适合置入者，手术后可能需佩戴1000度左右的远视眼镜，或者佩戴隐形眼镜矫正视力亦可，但若为同时伴有糖尿病、角膜病变、青光眼、视神经病变或视网膜黄斑部病变等的患者，则手术后视力的改善比较有限，因此完整的术前全眼检查评估具有重要的意义。

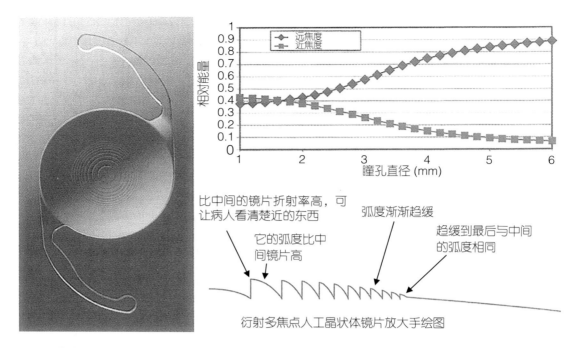

图8 非球面多焦点黄色人工晶状体：它的原理如上图所示，最中间的部分是让患者看最远的物体，中间一圈圈衍射的范围是让患者看中、近的东西，最周边的弧度又与最中间相同。因此患者植入了此种镜片后，就可以看清楚远、中、近的物体

白内障的检查与判定

1. 病史询问，包括视力减退的经过、时间长短、对生活及工作的影响程度等。

2. 视力检查，包括裸眼视力检查及以镜片矫正的视力检查。

3. 是否有药物过敏或长期使用某种药物的病史。

4. 是否有其他全身性疾病，如高血压、心脏病、哮喘、糖尿病、甲状腺疾病等。

5. 眼压测定检查以及眼底检查。

6. 有阅读或近距离视力障碍者，可做近距离可矫正视力的检查。

7. 眼部一般检查，包括眼外观检查及细隙灯显微镜检查，了解晶状体核心、皮质、后囊等各处混浊的情况，进行手术评估(图9)。

8. 有眩光、对比视觉不良、辨色力不良、视野问题者，可视情况做相关检查。

9. 白内障手术前做眼角膜弧度测量、超声波测量眼轴长度以及植入人工晶状体度数的计算检查(图10)。

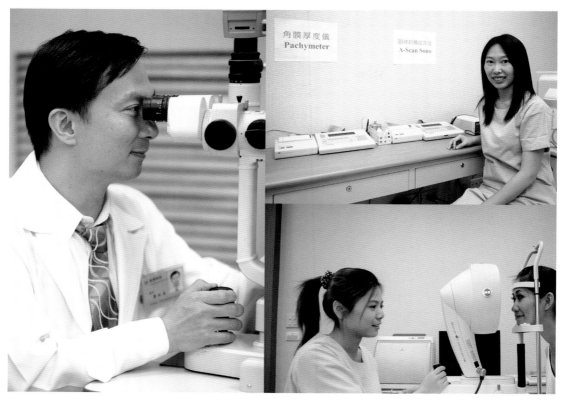

图9 手术前的详细检查包括晶状体核心、皮质、后囊等各处的混浊情况

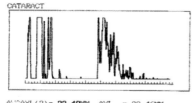

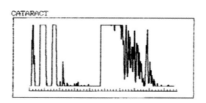

图10 白内障手术前做眼角膜弧度测量、超音波测量眼轴长度以及植入人工水晶体度数的计算检查

161

然而任何手术本身都有其不确定性，事前精密的检查都难以确保患者术后的效果如何，以及会不会出现并发症，白内障手术引起的并发症有多种可能，难以一一列举，手术中可能发生眼球内出血、晶核移位、晶状体后囊破裂等，手术之后则可能发生眼球内微生物感染、眼压持续升高、角膜水肿、眼内残留晶状体碎片、人工晶状体移位、伤口裂开、葡萄膜炎、黄斑部水肿或视网膜脱离等，当然最严重者可能还会失明。

白内障手术虽局限在眼睛，对全身系统通常没有明显的影响。然而因老年性白内障患者多为银发族，故难以排除在手术过程中身体会有什么状况发生，如心肌梗死、中风、心律不齐等。

白内障的配合事项

手术后2个月内应避免提重物及剧烈运动，刺激性的食物或烟酒也应尽量避免，术后应依医生指示回诊，早期可戴眼罩保护眼球，若有红肿、疼痛、视力减退等现象，务必马上回诊，但多数人在手术后2～4周视力即可趋于稳定。

1. 手术后初期应多休息，尽量使头部及眼部得到适当休息，避免触碰到手术的眼睛，以免影响手术效果。

2. 酒、刺激性及坚硬的食物则不宜进食。

3. 按时使用药水及药物，定期回诊检查。

4. 洗头时要小心，避免污水流入眼内。

5. 白内障手术后在进食方面可多吃营养丰富、易消化的食物，多吃水果、蔬菜以防便秘。

白内障的预防

白内障属于眼睛的自然老化现象，因此避免眼睛老化就能延缓白内障发生的时机，甚至降低白内障发生的可能。一般来说避免眼睛日晒、禁烟、摄取深色的蔬果，并适当补充维生素A、B、C、E及叶黄素，都有良好的眼睛保健效果。

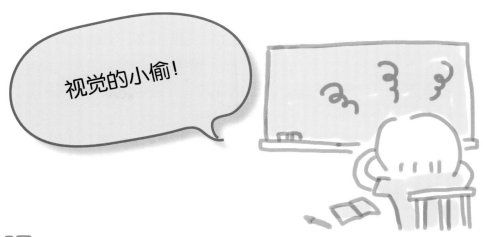

青光眼

小明的同学小华近来经常觉得黑板上的字看不清楚，小华认为是近视，所以不敢跟妈妈说，怕被妈妈惩罚不准以后看电视、打游戏，于是只好每天眯着眼睛上课，但过了一阵子小华在学校开始出现头痛的情况，医务室的医生问了小华的症状以后，就联系小华的老师请家长带小华去眼科检查。小明跟同学听说了以后大家都觉得莫名其妙：为什么头痛需要去眼科检查？

隔天小华的妈妈单独来到学校把小华的东西打包带回去，又跟老师聊了一阵子，小华的妈妈回去后，老师就跟大家宣布小华因为得了青光眼，近期将不能来学校上课，请各课的课代表在这段时间帮小华抄上课笔记，小明跟同学听了议论纷纷，有人说那不是爷爷奶奶才会得的病吗？小华怎么会得呢？

严重程度	★★★★★	
治疗难度	早期★★★☆☆	晚期★★★★★
传染程度	☆☆☆☆☆	
可能症状	视力变差 视野缺陷	
治疗方式	用药 手术	
治疗时间	长期	
治疗费用	★★★★☆	

青光眼(glaucoma)是一种令人闻之色变的眼疾，根据统计，全世界的失明者中，约有1/6是青光眼造成的，而一般人的认知就是青光眼很容易导致失明，还有老人才会得青光眼，其实这都是一些认识误区。

事实上，青光眼容易导致失明的原因之一竟然是过低的就诊率。根据统计，青光眼的就诊率大概只有20％，而就算就诊的患者，也常常因为状况稍有改善，就忘记或偷懒而没有继续用药，或者根本就忘记有这回事，而再等到复发时，才又想起来而就医，如此反复，难以挽回。

另外，因为现代人有许多电视、计算机、智能手机等影音设备，越来越频繁地使用眼睛，年轻人因为高度近视而罹患青光眼者也不在少数。包括先天性与早发性青光眼，综合各种罹病原因，年轻人患青光眼的比例接近20％，因此，青光眼已经不是专属老人的眼疾了。

青光眼是著名的"视觉小偷"，是全球成年人主要的致盲眼疾。在早期医疗设备及技术尚不够发达时，由于罹患青光眼的人常常没有明显症状，因此就容易拖到末期才发现，导致完全失明，因此如"视觉小偷"般，在末期若因光线直接投射到瞳孔里，可以看见青色的反光，因此这种疾病便被称为"青光眼"。

全世界的失明人口中，因为青光眼导致的失明约高达51％，随着高度近视人数的不断攀升和近视年龄层的下降，罹患青光眼的年龄层也有下降趋势，因此青光眼的治疗是不容忽视的。

青光眼是一种让视神经永久损伤的眼疾，其实任何人都有可能患上青光眼，但是60岁以上、家族史中罹患过青光眼或者糖尿病、高血压的患者，是最易发病的人群。

眼睛是由眼球结构及感觉神经(视神经)构成的，眼睛所见的影像都是通过眼球将视觉的信息经由视神经传入大脑的。眼球的前房及后房充满了一种称为房水的循环体液，以维持眼球内的正常压力(眼压)及眼球的形状，如果这个循环的通路不顺畅，那么过多的液体将会积压在眼睛里面，造成眼压上升(图1)。

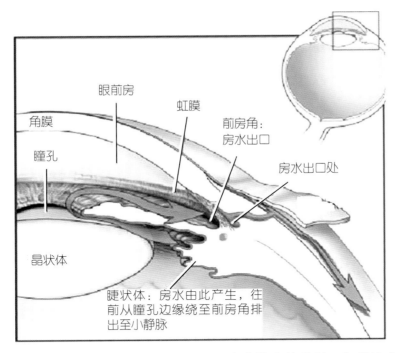

图1　房水由睫状体产生，蓝色箭头即是房水排出的路径。如果这个循环通路不顺畅，就会造成房水在眼内堆积，而让眼压升高，造成青光眼

青光眼的成因

青光眼主要是由于眼球内压力(眼压)上升而引起的。位于眼的前方是前房，有一种清澈的分泌液(房水)不停地流入，再经由前房角流出，假若房水的流动受阻，眼压会上升，就可能会导致视神经永久性的破坏。

青光眼从早期单纯地被认为是急性或长期眼压升高导致视觉功能受损，到近年来终于确认青光眼是个多样化的视神经病变，难以单纯地用眼压的升高作为发病的原因。

因为在实际病例中可以发现，有些人眼压虽在正常范围内，但仍可能有青光眼的视神经病变，有些人眼压偏高，却未必会有青光眼，因此目前医学界一致认同的定义是青光眼为一群不同原因的疾病组合，它们的共同点是具备特征性的视神经病变同时伴随有典型的视野缺损，而眼压的升高是青光眼的危险因素之一(图2～图5)。

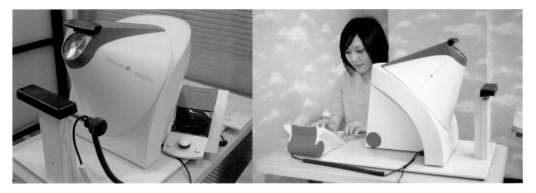

图2 视野检查：看是否有青光眼的视野变化，目前以全自动电脑视野计最为客观普遍。检查时间约30分钟

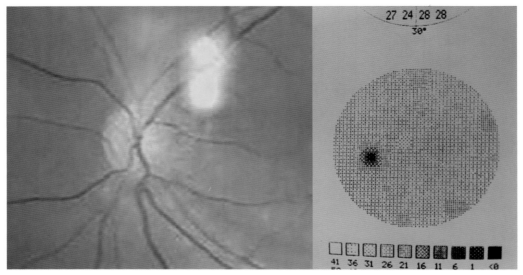

图3 正常的视神经及视野：视神经的生理杯20%～30%，表现出来的视野是正常的

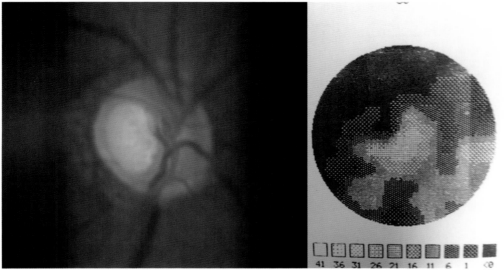

图4 中末期青光眼的表现：为视神经凹陷扩大，此患者凹陷60%～70%，视野检查上的表现为弧状视野缺损。图上黑色的部分即是视野缺损的部分

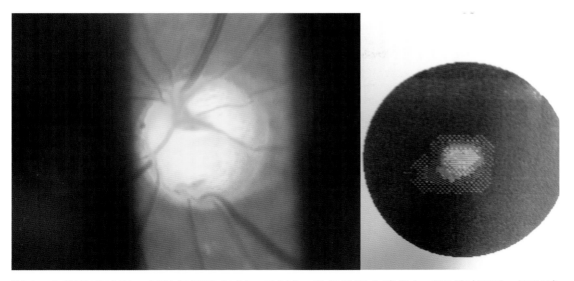

图5 末期的青光眼：视神经凹陷90%～100%，患者的视力感觉如"以管窥天"，视野检查的变化只剩下中间的视野，看外围的东西都需要转头才能看得到

视野缺损

小辞典

视野缺损的成因是视神经因病变产生萎缩，可能过程如下：

1.一开始是视力模糊，看不清楚东西。

2.接着病患的视野中开始出现暗点遮蔽视野，暗点可能呈现各种形状。

3.视野缺损恶化时可能出现环形暗点，也就是遮蔽视野的暗点呈弧形排列。

4.末期会形成"隧道视野"，人的视野变成好像站在隧道内接近隧道口的位置往外看，视野四周完全黑暗，而中央看得见的部分可能清晰或模糊，犹如"井底之蛙"看天空一样。

5.最后视神经完全萎缩，导致病患完全失明。

青光眼的危险因素

1. 眼压：正常眼压大多在10～21毫米汞柱(mmHg)间，眼压越高，视神经受压迫遭受损伤的可能性就越高(图6、图7)。

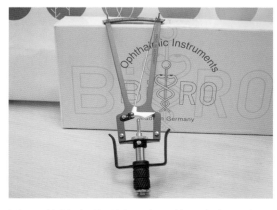

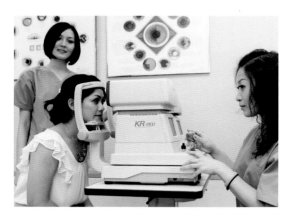

图6　接触式眼压计：为以前没有气压式眼压仪器测量眼压的方式，目前使用于角膜疾病或难以使用气压式眼压计测量的患者

图7　非接触式(气压式)眼压计：目前普遍使用此种仪器帮助患者测量眼压

2. 年龄：一方面当年纪增长器官随之老化，眼内房水流经出水孔排水管的阻力增加，眼压增高的机会就增大；另一方面，视网膜神经细胞也较脆弱，因而也容易产生青光眼的视神经病变。

3. 种族差异：不同种族的人罹患青光眼的种类也不尽相同，例如开角型青光眼的发生率，一般是黑种人＞白种人＞黄种人。

毫米汞柱(mmHg)

小辞典

　　可用来测量眼压的单位，1毫米汞柱是使直径0.5 cm细管中的水银升高1 mm所需的压力，相当于每平方厘米施加1.3 g的压力，由于眼压相当于10～21 mmHg，可见眼压相对于人的力气来说是非常轻微的压力，这也代表眼睛相当脆弱。

4. 青光眼家族史：直系亲属中有青光眼的病史，则罹患青光眼的机会也较高。

5. 眼睛构造的比例：前房深度小于2.7 mm、晶状体厚度大于4.5 mm及眼轴较短的人，罹患闭角型青光眼的概率较高(图8、图9)。

6. 屈光状态：开角型青光眼常发生在400度以上的近视者身上，而闭角型青光眼则出现在远视者身上。

7. 并发症的影响：一些并发症例如眼球外伤、眼内手术、合并有其他眼疾或药物使用不当，或者全身性的疾病如心血管疾病、偏头痛、雷诺综合征、低血压、高胆固醇症、高脂血症、糖尿病等皆有可能引起青光眼。

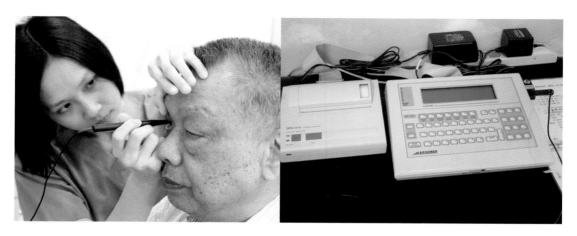

图8　用超声检查仪器测量患者的眼球结构

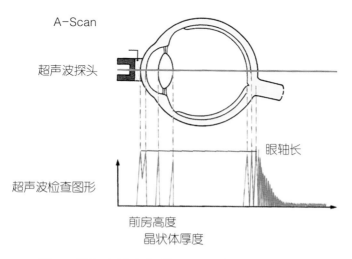

图9　用超声检查仪器记录眼球内的各项数据

青光眼的种类

青光眼可以大致分为下列几种：

1. 开角型青光眼：一般没有症状，因此最容易被患者忽略，只有在末期，患者才会发现看东西模糊不清，看的范围变窄。如高度近视者、糖尿病及长期点类固醇眼药者、虹睫炎患者等皆为此类青光眼的高危人群(图10)。

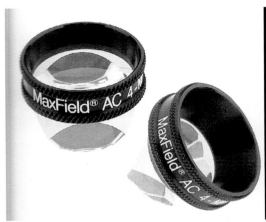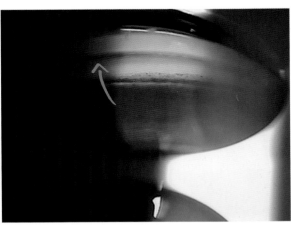

图10　可以使用前房角镜检查患者的前房角是否有问题，前房角是房水排出的出口，本例可见在前房角上有色素沉积(箭头所指)

2. 闭角型青光眼：常发生于老人。急性发作时，患者会突发视力模糊、眼睛红痛、头痛、恶心或呕吐。慢性闭角型青光眼的症状较轻，有时甚至没有症状，轻者晚上看电灯会有彩虹圈；偶尔眼球会酸痛或头痛，但睡觉时会觉得较舒服，进到暗房(或电影院、隧道等)眼球会胀痛，甚至头痛。远视眼及白内障患者也为此类青光眼的高发人群。

3. 先天性青光眼：此乃房水排出管道的先天性缺陷导致，小孩在出生后，眼压升高时常会引起眼球变大，角膜直径较大，严重者角膜混浊，小孩会有怕光、泪水过多的症状。

4. 正常眼压性青光眼：眼压正常，但是有青光眼的表现及症状。此种青光眼与疾病有关，如眼球有外伤撞击的病史或全身性的疾病(如偏头痛、心血管疾病、雷诺综合征、低血压、高胆固醇症、高脂血症、糖尿病等)皆有可能引起此类型青光眼。

青光眼的检查

1. 问诊：包括患者主诉、眼及全身疾病、手术史、过去及现在用药史、家族史等，是否有青光眼症状，如眼睛痛、发红、同侧头痛、恶心、视力模糊、呕吐等。

2. 视野检查：看看是否有青光眼的视野变化，目前以全自动电脑视野计最为客观与普遍。

3. 眼压检查：测量眼压有多种方法，其中目前最常使用非接触式(气压式)眼压计。

4. 裂隙灯显微镜检查：可以检查外眼部、眼前部及前房深度(图11)。

5. 视力及屈光检查：青光眼通常要到一定程度才会对中心视力有影响；而远视或近视的屈光状态对判断可能为何种类型的青光眼有所帮助。

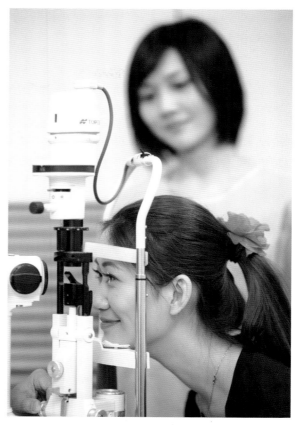

图11　医生使用裂隙灯显微镜检查患者的前房深度

6. 视神经及视网膜检查：观察视神经乳头与神经纤维的变化可使用眼底镜或借助裂隙灯显微镜与高倍放大镜、角膜接触镜并用，借助影像分析系统来完成。

7. 前房角镜检查：使用后可以分辨是闭角型还是开角型，此检查需与裂隙灯显微镜合并使用。

8. 青光眼诱发试验：

低头俯卧暗光阅读试验：让患者俯卧在暗室床上阅读1小时后测量眼压，如果眼压升高超过11 mmHg者即可能患有青光眼。

饮水试验：让患者在停止服药8小时后，在5分钟内喝完特定量的温开水(每千克体重喝14 mL，例如70 kg的人大概需喝1 L的水)。喝完水之后1小时内测量数次眼压，眼压升高超过8 mmHg者即可能患有青光眼。

青光眼的治疗

青光眼与高血压或糖尿病一样，无法"根治"。它是一种需要终生进行治疗与追踪的疾病，但若确实接受治疗，则可以跟正常人一样，最重要的是要有耐心来治疗青光眼，因为视神经一旦破坏就无法再生，因此尽量减少视神经的持续受损为治疗青光眼的最高原则。一般的治疗方法有药物治疗、激光治疗与手术治疗。

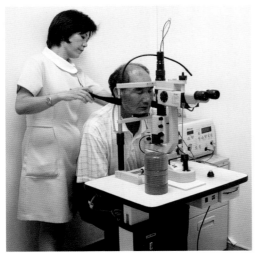

图12　青光眼激光治疗：当药物制效果不好时即考虑用激光治疗

1. 药物治疗：包括点眼药或口服药，这些药物都是用来减少房水生成或促进房水的排出，以达到降眼压的效果，使青光眼得到良好的控制。开角型青光眼优先以药物控制，失败后才考虑激光治疗或手术治疗。

2. 激光治疗：利用激光的方法，促进排水管的畅通或前后房的流通。激光治疗是一种无痛手术，此种治疗方法只需在门诊即可施行，病患只需点麻醉眼药水，坐着，像一般眼科检查姿势即可，治疗时间短，大约花费5分钟便可完成(图12~图14)。

3. 手术治疗：当药物或激光治疗无效时，则需手术重造一条新的排水管以便房水的流通。目前药物治疗一般效果良好，如果需要手术治疗通常病情为相当严重的情况。

4. 注射治疗：注射Avastin于眼前房或结膜筋膜下，使新生血管收缩，以减少阻挡防水排出。

虽然大部分青光眼患者借助药物或激光可将眼压控制在正常范围内，症状可减缓，但是如果停止用药，眼压便会回升到原来的高眼压。因此患者必须听从医生的指示，并且有恒心、毅力地进行治疗，纵使青光眼的症状受到控制渐趋缓和，仍需要定期接受医生的诊疗。在日常生活中需避免兴奋、愤怒、烦恼或失眠，并减少食用刺激性饮料，如咖啡、茶等，定期接受医生的诊疗，至少一年2次并持续追踪眼压、眼底或视野的状况。如此病患与医生互相配合，就能使病情控制得更理想，一旦恶化，也可早期发现，以便尽快给予最恰当的处理。青光眼虽然是一种须终生接受治疗的慢性疾病，但若患者能够彻底了解青光眼，并将治疗纳入自己生活中的一部分，听从医生的指示进行自我管理的话，青光眼这种疾病并不可怕。

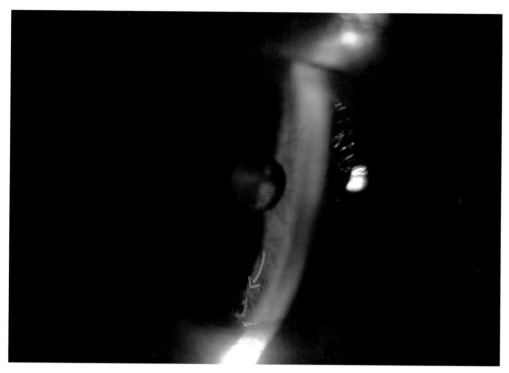

图13　闭角型青光眼：可见在虹膜下用激光做出一个排水孔，如箭头所示

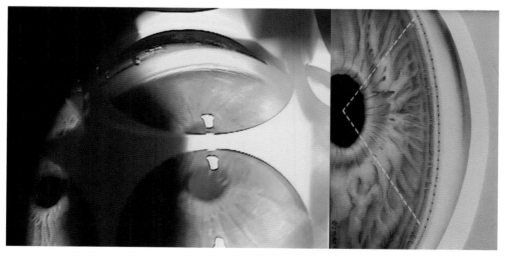

图14　开角型青光眼：激光做在前房角上，以拉开排水孔的宽度，增加房水排出

治疗青光眼的药物的副作用让睫毛增长了

　　爱美是人的天性，为了追求美丽，拥有一双明亮的眼睛和卷翘又长的睫毛，一向是大家追寻的目标。随着这样对美的要求，有越来越多人希望能找到各种不同的方法来使自己的睫毛又长又翘，让眼睛炯炯有神。

　　有些眼科医生在青光眼门诊时，因为患者睫毛太长干扰眼压测量，所以会帮患者修剪睫毛之后再量眼压。因为长年使用某一类治疗青光眼的眼药水的老年人常常抱怨睫毛长得又长又乱、颜色又深。

　　治疗青光眼的眼药水很多，前列腺素类药物是其中一种，这类药物主要通过增加眼房液外流来降低眼压，市面上常见的药物组成有拉坦前列素(Latanoprost)、曲伏前列素(Travoprost)、乌诺前列酮(Unoprostone)与比马前列素(Bimatoprost)等。有些药厂提供的复方眼药水，如Lumigan、DUOTRAV等，其中含有Travoprost的成分，这个成分在临床试验中观察到，有近半数的青光眼患者用了这类药物之后，睫毛变长、变密、颜色加深，虽然会新生出许多柔毛，但这个副作用也会使睫毛生长紊乱，停药之后，就不会再有促进睫毛生长的作用了。到底是因为什么原因造成这样使睫毛变化的药理机转及长期影响，到目前为止，其实并没有确切的研究。

　　只是一般人若想到用这类青光眼药物来促使睫毛生长，在兴高采烈地涂上之前，要特别注意，就像用于青光眼的患者一样，这些眼药水可能会造成眼睛周围黑色素慢慢增加，造成色素沉着，以及虹膜变色，虽然是慢慢发生的，但可能是永久性的；另外，虽然睫毛有变长、变密的机会，但也有可能使睫毛乱长。同时要小心这类药物的副作用，例如对眼部的刺激、眼睛发红、充血、畏光、角膜染色、眼部搔痒、眼睑皮肤发炎、眼睛容易疲劳、眼睑红斑等症状。就如同没有高血压的患者，却使用高血压的药物，同样会对身体健康产生不良的影响。

　　加上这类药物，价格都不便宜，小小一瓶2.5 mL的眼药水，价格在几百元，除非有真正需求，若真的希望用这项副作用来达到促进睫毛生长的目的，也要寻求眼科专科医生的专业协助，不要私自用药，避免错误用药，对健康的眼睛造成伤害哦！

预防高原反应

眼科用药——碳酸酐酶抑制剂 Diamox 的延伸应用

随着国人旅游风气的盛行，无论是在忙碌工作之余，还是退休后的清闲生活中，有越来越多的人崇尚自然风光。不论是向往高山的风光明媚，还是希望能挑战自我极限，高山旅游中所隐藏的危机就是害怕遇上"高原反应"。

所谓高原反应，就是随着高山高度的增加，大气压力逐渐降低(在同样的高度下，冬天比夏天低，晚上比白天低)，吸入的氧气也随着降低。在低压缺氧的高山环境里，当上升的速度超过身体适应的能力时，就会发生高原反应。

在高山上氧气的压力降低，人体本可适应此种变化，但是，如攀登过急，或者身体来不及充分适应，就会发生生理性的呼吸性碱中毒，这是因为空气中氧气稀薄，会刺激呼吸中枢，造成二氧化碳的过度散失，而会有轻度的呼吸性碱中毒。此时高原反应便会发生；出现高原反应与否，与身体强不强壮其实没有绝对的关系。有些研究报告指出，2500米以上的高度，就有可能会发生高原反应(图1)。

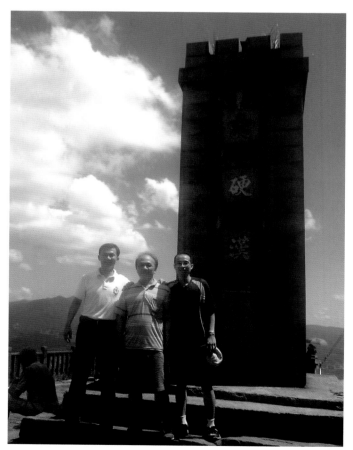

图1　爬普通的小山并不会发生高原反应

其实，早预防、早警觉、早诊断是高原反应治疗成功的关键。一旦发现有高原反应的症状，最重要的就是想办法离开高度环境(下山)、多休息以减少氧气的消耗，另外就是药物的治疗。

经常有门诊患者要去登喜马拉雅山或去西藏旅游，前来询问并购买预防高山症的药。眼科用药中有一种治疗青光眼的药物Diamox(商品名为丹木斯)，主要用来抑制睫状肌上的碳酸酐酶，以减少碳酸氢根离子的形成，使钠离子运输减少，降低房水的分泌形成，达到降低眼压的效果。一般来说，它仅用于急性青光眼的治疗。其实这个药物，目前也是预防高原反应的处方用药。

"Diamox"碳酸酐酶抑制剂(carbonic anhydrase inhibitor)是一种很弱的利尿剂，可以造成轻微的酸中毒，这是因为近侧肾小管腔面的碳酸酐酶受到抑制，不能再吸收适当的碳酸氢根离子，使体内这些离子就由尿液流失，而使体液内的碳酸氢根离子浓度下降，造成轻度代谢性酸中毒。如此机转的特性被用在急性高原反应和高原肺水肿已十多年了，正确的预防剂量长年以来一直有争议，但比较被大多数医生接受的做法是：对于曾有高原反应病史或未采用渐进爬升的人，可考虑使用Diamox 125~250 mg，一天两次，爬升前24~48小时开始服用，每8~12小时口服250 mg，至目的高度后继续使用至少48小时。

有些人服用这种药物后有胃肠不适、唇舌、下肢感觉麻木的副作用，所以对依赖触觉活动的人(如盲人)要谨慎使用。另外，这种药物的结构和磺胺药很类似，对磺胺药过敏或有肾脏疾患的人，也绝对不能使用。

Diamox因有促进碳酸氢根离子排除的利尿作用，产生轻度的代谢性酸中毒，而刺激呼吸，增加换气，使动脉血氧上升而产生治疗效用，目前已证实对治疗及预防高原反应有效。

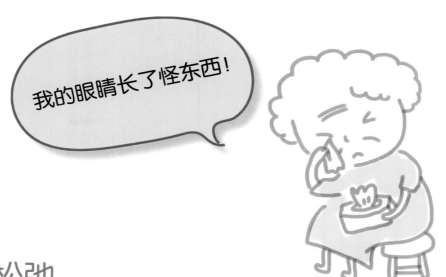

眼结膜松弛

嘉芬的外婆眼睛角膜下方接近下眼睑边缘的地方，长了一层半透明的膜，嘉芬看外婆一整天眼睛都泪汪汪的，不时就伸起手来揉眼睛，眼睛还红红的，不停地流眼泪，一直拿卫生纸擦，但越擦眼睛却越红，非常不舒服。

嘉芬害怕外婆这样一直揉眼睛，对眼睛有伤害，而且，不知道是因为外婆眼睛上面真的长了什么东西，还是因为外婆手脏揉眼睛造成感染了。于是就带着外婆到眼科来找医生，想问清楚应该要如何治疗，点药水是否就可以改善？

严重程度	★★☆☆☆
治疗难度	★★☆☆☆
传染程度	☆☆☆☆☆
可能症状	干涩　红肿
治疗方式	手术
治疗时间	短期
治疗费用	★★☆☆☆

眼结膜松弛是常见于老年人的眼睛问题，由于结膜和皮肤一样，经长年使用后会逐渐老化松弛，无法保持适当的弹性与张力，原本眼睛内狭窄的空间容纳不下松弛的组织，便产生了问题，包括干涩、红肿，严重时甚至可能会出血，点眼药水也不能有太大的改善，只有通过显微剪除缝合修补手术，才可解决此病症。

眼结膜松弛的成因与种类

　　结膜是一层半透明的黏膜组织，与透明的角膜合起来即为黑眼珠，成为眼球表面，就像眼睛的皮肤般，附着在眼球的部分称为球结膜，即俗称的眼白，附着在眼睑上的叫作睑结膜。球结膜表面是一层上皮组织，上皮下有松散的结缔组织，让眼球可以灵活地转动。

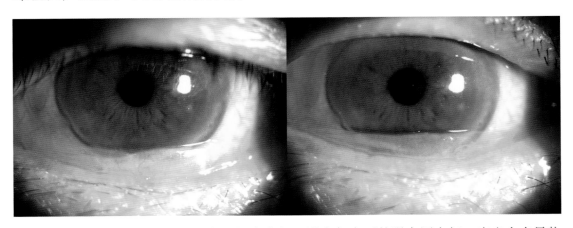

图1　眼结膜松弛：由图可见眼白上的皮太松，没有与底下的眼白固定好。病患会有异物感、流泪，眨眼时会有夹到自己肉的感觉。特别是在角膜下方接近下眼睑边缘的结膜最容易发生松脱

小辞典

结缔组织

　　结缔组织是人体的四大组织之一，四大组织包括上皮组织、结缔组织、肌肉组织与神经组织。结缔组织具有支撑与再生的作用，如果人体有创伤，多半是通过结缔组织的增生来愈合的。

　　结缔组织主要由细胞、纤维和细胞外间质组成。包括血液、淋巴、疏松结缔组织(例如皮下组织)、致密结缔组织(例如腱)、软骨与硬骨，也就是说我们熟知的血液、骨头都是结缔组织这个大家族的一员。

当眼球在转动与眨眼时，睑结膜、球结膜和角膜在泪水的润滑下而互相摩擦，每人每分钟眨眼频率为 14～20 次，而在 50 岁前，至少眨眼 3 亿次，长期交互作用下，眼球的结膜便日益松弛，尤其以角膜下方接近下眼睑边缘的结膜最为严重，严重者在闭眼时甚至会凸出于眼睑闭合处。常常让患者觉得有夹到自己肉的感觉，其实这异物感来自于自己松脱出的结膜。

结膜松弛虽不会直接影响到外貌，但有些患者却因严重的干眼症状造成眯眼，或长期溢泪使眼睛周围皮肤发炎红肿、结膜下出血、慢性结膜发炎等(图 2)。

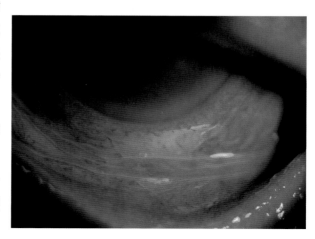

图 2　眼结膜松弛造成慢性结膜发炎

眼结膜松弛的危险因素

喜欢揉眼睛的人要特别注意了！因为揉眼睛的动作容易造成眼结膜松弛。另外，体质或年纪大也是眼结膜松弛的危险因素之一。

眼结膜松弛的种类与症状

结膜的松弛可能造成不同的症状，若松弛的结膜皱褶位于下眼睑与角膜间，便会让角膜表面的泪液层不稳定，使患者产生干燥的症状，即使患者长期使用人工泪液，干燥症状也未必有所改善。

若结膜松弛的部位在内眼角，可能会遮盖到内眼角处的泪孔。由于泪孔是泪水循序而下的入口，当阻塞时泪水无法顺利流至鼻腔，因此患者眼眶总是溢满泪水。

严重的眼结膜松弛还可能因为过度摩擦造成出血，是比较严重的症状。

眼结膜松弛的检查与治疗方式

眼结膜松弛多伴随着年龄老化来临，若结膜松弛过于严重，造成不适，或因结膜长期暴露在空气中过于干燥引起发炎、异物感等症状，则可考虑将过松的结膜切除并固定，手术只需局部麻醉，20分钟即可完成，不易有副作用，术后只要避免揉眼睛、过度干燥等，恢复状况通常也都相当理想。

眼结膜松弛的预防

由于结膜松弛的形成原因是过度使用，所以平常如果眼睛痒，或是落入灰沙、蚊虫时，都尽量不要用力搓揉眼部，可用眼药水处理。如果是泪水分泌不足，则要注意定时使用人工泪水润滑双眼，减少眼睑开合时的摩擦阻力。

紫外线容易引起眼部结膜的退化，所以当在阳光下活动或工作时，不妨戴上宽缘帽子或是防紫外线的太阳眼镜，出外游玩时尽量躲在屋檐、树荫下，以减少阳光对结膜的直接伤害。

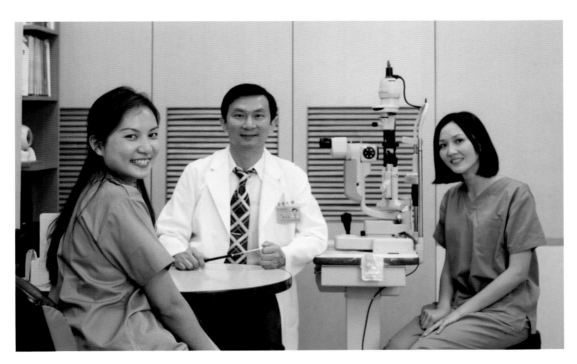

我的眼睛长水泡了！
结膜囊泡

结膜上皮细胞是眼结膜上的表皮细胞，原本平贴于结膜上，但有时会因为过度刺激，例如异物侵入、眼睛痒揉眼睛等情形，使得原本服帖的构造，因为伤口使上皮细胞跑到结膜底下，因为结膜细胞会分泌黏液，此时结膜就像是吹泡泡一样鼓了起来，造成眼睛的不适、有异物感。患者都会以为眼睛长了什么奇怪的水泡，觉得很恐怖而且不舒服，有些人会不自主地想要将水泡揉破，没想到反而更刺激它，造成鼓大。因过度搓揉眼睛，导致结膜上层长出水泡的这个症状，一般称之为结膜囊泡(图1)。

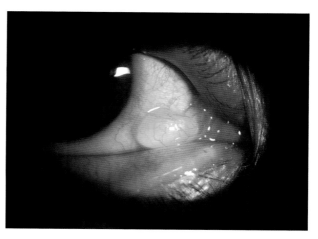

图1 结膜囊泡症状

通常眼科医生会先给予消炎、抗过敏的眼药水使用。一般而言，眼药水持续使用3～5天之后，结膜囊泡也就会跟着消退。用眼药水经过一阵子之后，结膜囊泡迟迟没有消退，医生才会考虑使用针头，将鼓起的结膜囊泡刺破，并且完整勾出侵入的上皮细胞增生组织，如此一来，水泡才不会在伤口愈合之后又复发(图2)。

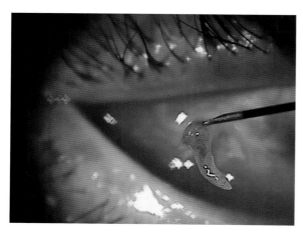

图2 结膜囊泡如果迟迟没有消退，医生才会考虑使用针头，将鼓起的结膜囊泡刺破，并且完整勾出侵入的上皮细胞增生组织

181

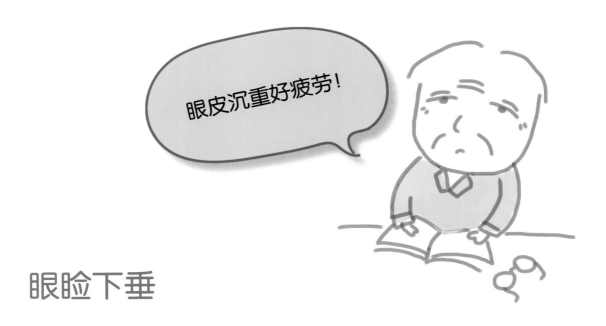

眼皮沉重好疲劳！

眼睑下垂

  刘伯伯退休的日子里，每天早晨运动后总要看上3～4小时的书，热爱阅读的刘伯伯特别注意保持书房光线充足、使用度数合适的老花眼镜、每小时闭目养神5～10分钟，但是这阵子总感觉在看书时视线不良、容易疲劳，必须抬起下巴看东西，才会有较清晰的视线，刘伯伯同时发现，自己按摩眼周时，每当用手指提起眼尾皮肤，整个视线就觉得宽广起来了！

  后来刘伯伯为了看书时能清晰一些，竟一手翻书一手撑眼皮在阅读，结果一个上午下来，肩颈酸痛得不得了。刘阿姨看到了刘伯伯的举动，真是觉得又好气又好笑。刘阿姨到处打听了一下，听说只要做个类似双眼皮的手术就可以轻松改善刘伯伯眼睛的这个问题，于是半强迫地带着对手术有负面印象的刘伯伯来眼科咨询，在医生耐心说明后，刘伯伯终于充满信心地接受了这"功能性"的眼睑下垂手术。

严重程度	★☆☆☆☆
治疗难度	★☆☆☆☆
传染程度	☆☆☆☆☆
可能症状	视线受阻
治疗方式	手术
治疗时间	长期
治疗费用	★★☆☆☆

上眼皮覆盖黑眼珠过多的现象称为眼睑下垂。如果发生在老年人身上，多半只是普通的衰老现象，影响通常也不大，而且与其说是对眼睛产生影响，不如说是对外观的影响比较大。

但如果发生在年轻人甚至幼儿身上，那就可能是背后出现了比较严重的问题。通常需要找专业的眼科医生做详细的检查，以便找出真正的原因。

眼睑下垂的成因与种类

1. 先天性下垂：当婴儿出生后，父母很快就会察觉到，孩子单侧或双侧眼睛特别小，或者黑眼珠露出较少，严重的下垂若遮住了瞳孔，就会造成眼睛弱视，所以应及早就诊，改善先天性下垂的问题。

2. 神经性下垂：由于脑神经、动眼神经的病变或内分泌失调所引起的上眼睑提肌(levator muscle)功能障碍，也就是神经麻痹造成额头眉毛及眼皮无法正常上举，眉毛下垂，额头肌肉松弛，提肌损伤使得眼皮无法上举，以及眼皮皮肤松弛引起的眼皮下垂。这些病变若事先未诊断出真正原因，贸然找经验不足的医生做眼皮整形手术，虽然表面上症状解除了，但可能会导致不良的结果(图1)。

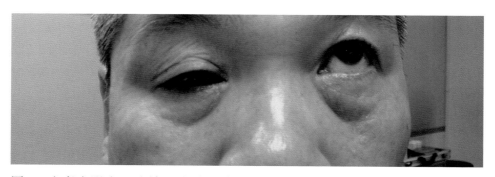

图1　患者右眼由于脑神经或动眼神经的病变，引起的上眼睑提肌功能障碍，也就是眼皮无法正常上举

3. 眼皮松弛下垂：这种状况较为普通，可以说大部分正常人在衰老时都会发生，部分人则在年轻甚至童年时期就已发生，症状是上眼皮皮肤及皮下组织增多、弹性慢慢降低，加上长期受重力的影响，多出来的松弛眼皮就盖住眼球。这也会造成与眼睑下垂相同的症状，严重时也需要手术矫正(图2)。

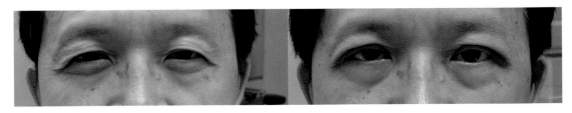

图2　眼皮松弛下垂：左图为手术前，右图为手术后

当患者向前凝视时，上眼皮遮住黑眼珠至少1/5以上。但若把眼皮捏起来就会发现，其实真正的问题出在眼皮本身而非上眼睑提肌。患者从外观上看起来没有精神，看东西时须抬头，或抬头肌用太多了有时会引起头痛。

眼睑下垂的种类与症状

眼睛在面部占极重要的角色，除视觉功能外，也因大小、形状等不同而给人各式各样的信息。一般来说浓眉大眼的人会让人感到个性豪爽、讲义气，黑白分明的眼睛则给人神清气爽、聪明伶俐的感觉，反观眼皮下垂、眼睛狭小的人，则常让人误以为睡眠不足、无精打采。

眼睑下垂的检查与治疗方式

一般来说，我们可根据眼皮下垂发生的时间、前额皱纹的对称性、眉毛与眉骨的相对位置、抬眉毛的动作、张眼的动作及眼皮遮盖瞳孔的程度，来判断眼皮下垂发生的原因以及眼皮下垂的程度。

对于老化所形成的眼皮松弛下垂，改善的方法类似双眼皮手术，只是需依实际需要切除过多的皮肤，再同时完成双眼皮的打针缝线，术后4～7天会消肿，1～2周内即可恢复，但若要看起来自然，往往需2～3个月。如此一来不但可解决眼皮下垂的问题，也能获得漂亮的双眼皮，可以说是一举两得(图3)。

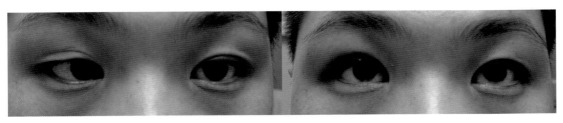

图3　患者右眼皮松弛下垂：左图为手术前，右图为手术后

对于神经性损伤引起的眼皮下垂，可考虑以其他替代肌肉来完成睁眼动作，对于额头肌肉松弛或合并眉毛下垂的患者，除处理眼皮问题外，需同时实施拉皮术或眉毛悬吊术才能解决问题，而提肌损伤的患者，须将受损的提肌修复，只有单纯眼皮松弛的患者，才以上眼皮切除缝合成型术解决问题。

无论如何，一旦发现有眼皮下垂的症状，都应尽快先经过专业医生完整的评估，针对发生的原因处理，才能对症下药达到治疗效果。

眼睑下垂手术前的配合事项

但因这类手术的对象多半是银发族，所以术前检查相当重要。除了一般用药及其他病史，如高血压、糖尿病、心脏疾病、肾脏疾病、内分泌疾病等外，亦须做眼科检查，了解是否有青光眼、白内障或干眼症，以及是否有颜面神经麻痹等问题。

眼睑下垂的预防

眼睑下垂虽然是不可避免的衰老现象，但眼皮就像其他部位的肌肤一样，只要保养得宜，虽然不能完全防止衰老，但至少能延缓衰老的时间，并降低其程度。一般来说，补足营养，减少日晒，避免抽烟或二手烟，如果化妆则须彻底卸妆，平常可以涂一些保养霜，都是延缓眼皮衰老的方法。

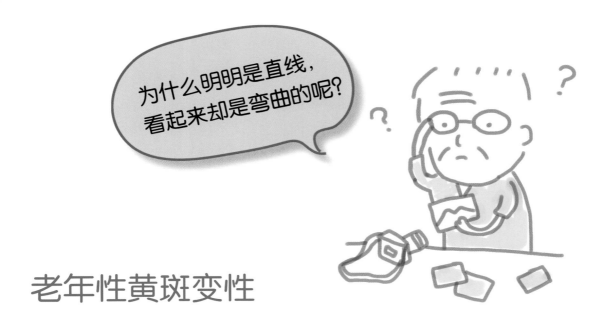

为什么明明是直线，看起来却是弯曲的呢？

老年性黄斑变性

俊嘉热爱摄影，退休之后最大的乐趣，就是拿着单反相机，到处与好友游山玩水，把各地美好的人、事、物用照片记录下来。最近，俊嘉在整理照片的时候，发现拍出来的照片质量跟以前的似乎差别很大。原本以为是相机镜头坏了，但是相机厂家说相机本身并没有问题。

俊嘉又仔细观察了几天，发现好像是自己看东西变得模糊了，觉得光线昏暗了一些，有时候明明是一条直直的线，但从俊嘉眼里看出去，却是波浪般弯曲的。俊嘉不禁开始担心，不会是得了白内障吧？

俊嘉的眼睛到底为什么会把直线看成曲线呢？

严重程度	★★★★☆
治疗难度	★★★☆☆
传染程度	☆☆☆☆☆
可能症状	视力变差　视野缺陷
治疗方式	用药　　手术
治疗时间	长期
治疗费用	★★★★☆

眼睛是非常复杂而脆弱的器官，它不像皮肤一样受了伤多半可以再生，甚至可以恢复到看不出曾经受过伤。眼睛有许多结构只能尽力维持它的机能，一旦受伤或老化，多半就很难恢复到完好的状态，因此要好好照顾它，尽量减少过度使用或耗损。老年性黄斑变性就是一种因为老化或过度使用而产生的眼疾。

老年性黄斑变性的成因与种类

黄斑部是正对着瞳孔的视网膜中央，直径大约只有0.55 cm而已，它接受光线刺激形成视觉，黄斑部受光形成影像后，经由视神经传达到大脑的视觉中心，如此一来我们才能看得更清楚。黄斑部是我们视网膜最重要的一部分，负责中央视觉区域的大部分(图1)。

而事实上黄斑部只占不到视网膜面积的5%，但由于位置在中央，所以当接收的影像传达到脑部时，视觉中枢需用超过一半的脑细胞来分析这些信息。

眼睛必须有光线时才能看清楚，而黄斑部又正对着瞳孔，是我们看东西时视网膜最重要的部

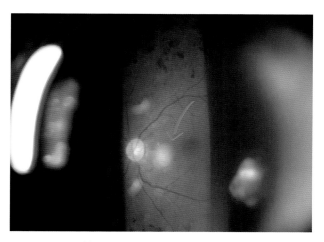

图1 箭头所指即视网膜黄斑部的位置

位，使用越久黄斑部当然就越会受光线伤害，中年后黄斑部的细胞就开始退化，如果常受强光刺激，退化的情形会更厉害。

对银发族而言，慢性伤害使得眼球逐渐老化，最后造成老年性黄斑变性，这类眼疾常发生于50岁以上的老年人，是视力退化及失明的主因。

老年性黄斑变性的危险因素

老年性黄斑变性的发生和年龄、遗传、环境息息相关，尤其抽烟已被证实与老年性黄斑变性的发生有关，因此除了本身不碰香烟以外，平日出入公共场合或与人聚会，也尽量避免吸二手烟。此外，高血压也与老年性黄斑变性有关，应尽量控制并治疗。

有一些工作上可能经常接触强光的人，如整天在阳光下的农夫、渔夫、军人，或是经常接触强光或闪光灯的灯光师、摄影师、模特儿、焊工等，都必须要注意尽可能保护自己的眼睛，减少受到强光刺激的机会，以免因黄斑变性提早结束自己的工作生涯。

抽烟与二手烟对眼睛的危害

几乎所有人都知道抽烟对健康的危害，例如造成肺癌、不孕等，事实上抽烟几乎对人体所有系统包括呼吸、循环、消化、免疫、生殖等都有一定程度的危害，但说到抽烟对眼睛的危害，可能较少有人知道。

一般人可能只觉得"眼睛被烟熏会感到不舒服"，殊不知此时眼睛已经开始受到伤害。二手烟对眼睛的伤害包括烟雾对眼睛的刺激，使得眼睛有刺痛与烧灼的感觉，而其中的化学物质更可能对结膜造成直接损害，进而导致慢性结膜炎。

除了外在的伤害以外，香烟中的尼古丁成分导致血管收缩，减少了人体内血液的流量，因此容易导致新血管增生，而这正是导致黄斑变性的原因。而血管收缩随之而来的高血压，更助长了黄斑变性的发生率。

老年性黄斑变性的种类与症状

一般而言可分成干性及湿性老年性黄斑变性，不过干性老年性黄斑变性(图 2)发生概率较高(约占 90%)，特征是黄斑部附近有黄白色隐结，在眼科检查时才会发现，其实若不影响黄斑部，对视力影响不大，但若长期影响造成瘢痕，视力就会受到影响。

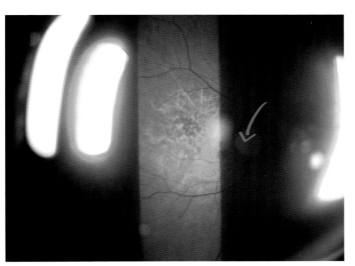

图2 干性老年性黄斑变性

　　湿性老年黄斑变性(图3)约占10％，它常合并脉络膜新生血管，因为新生血管较脆弱，常产生渗出物或出血的情形，造成黄斑部水肿，甚至视网膜下出现大规模出血，最严重的情况是视力会忽然模糊，有时甚至连自己的手指都可能看不清楚。

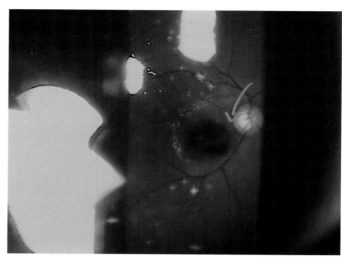

图3　湿性老年性黄斑变性

　　老年黄斑变性的症状以视力模糊居多，在初期，患者可能仅感觉阴暗，视野中央灰黑，有点类似白内障，当病变处形成新血管时，影像就会扭曲变形，直条线看成波浪形，等到新生血管出血或有渗出物时，看东西就像在看日全食，中间灰黑，周围则变得更光亮，最后轻者失去阅读能力，重者则会失明，而很多时候因初期症状和老花眼及白内障非常相似，常因疏忽而失去治疗的最佳时机(图4、图5)。

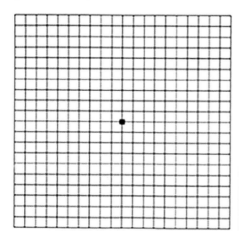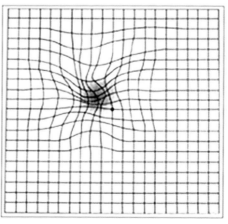

图4　左图为阿姆斯勒方格表(Amsler grid)，用来检测黄斑部病变，一次测一只眼，将此表格置于眼前33 cm处，注视中央黑点。右图是黄斑部病变患者以阿姆斯勒表格测量时，患者觉得中央呈现出扭曲看不清楚的情况

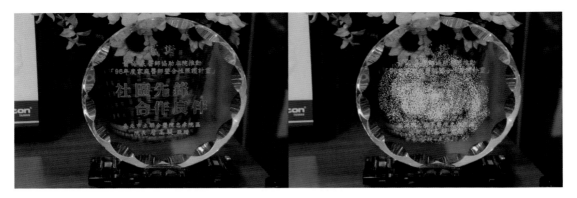

图5　左图是正常的视觉感觉，右图是黄斑部病变患者的，会觉得中间看不清楚，而四周却是清楚的影像

老年黄斑变性的治疗方式与最新Avastin(Bevacizumab)眼内注射疗法

黄斑正对着瞳孔的视网膜中央，直径只有0.55 cm而已，终其一生不断接受光线刺激形成视觉再传到大脑，随着年龄增长，黄斑部的细胞也渐渐开始退化，因为黄斑部内含许多感觉神经细胞(视锥细胞、视杆细胞)且位居中央，所以人的大部分视觉均得靠视网膜中的黄斑部，黄斑部是整个视网膜的精华区，也就是我们看东西时最重要的视网膜位置。

对银发族而言，很多慢性的疾病及退化，使得视网膜逐渐老化，最后造成老年黄斑变性(age-related macular degeneration，AMD)，这是全世界老年人视力退化及失明的主要原因，在欧美国家发生率高达70％。罹患老年黄斑变性的危险因素中，最主要的是年龄，除此之外，高血压、高血脂、遗传等因素都会造成老年黄斑变性。

黄斑变性的治疗方式，初期服用抗氧化剂(如口服维生素C或叶黄素)来治疗，一旦产生脉络新生血管时，则可通过光瞳孔温热疗法(TTT)来治疗，可以治疗到深部，达脉络膜位置，使病灶新生血管萎缩；另外，则采用光动力学疗法(photodynamic therapy)，利用注射某特殊药品进入血液循环，再搭配激光来治疗病变处(图6)。

黄斑变性的治疗，初期服用抗氧化剂来治疗，一旦产生脉络膜新生血管，则可通过光热激光中的经瞳孔温热疗法来治疗，这是种远红外激光，以治疗深部为主，可达脉络膜，而激光本身光点大，形成的大光斑可覆盖全部病灶。

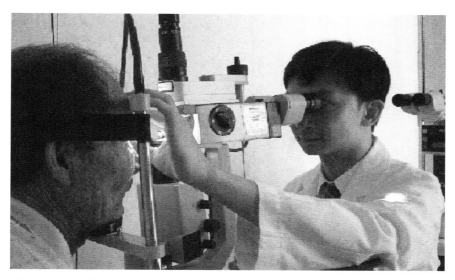

图6　老年黄斑变性可以使用经瞳孔温热疗法或光动力学疗法来治疗

然而随着医疗的发展，最新研究显示血管内皮生长因子(vascular endothelial growth factor，VEGF)在体内的过度作用，是造成许多黄斑变性恶化的共同致病因素，在老年性黄斑变性以及近视性黄斑变性中，它会促进新生血管的生长与渗漏；也是造成糖尿病以及血管阻塞性视网膜病变黄斑部水肿的重要因子。针对这项致病因子，医学界近年来致力研发的抗血管生长因子疗法(anti-VEGF therapy)已渐渐开花结果；其中又以抗血管生长因子抗体的发展已到临床应用的阶段。这种疗法的优点是直接作用于不正常的新生血管，不会像氩激光(argon laser)或光动力学疗法(PDT)可能伤害到外围的正常组织，而也较不会有过度的瘢痕形成，视力提升的机会较高。

Avastin这项治疗药品，最早是经美国食品药品监督管理局批准用于人体的抗血管生长因子抗体，早期主要用于治疗大肠癌。研究发现VEGF在多种肿瘤，如脑瘤、肺癌、乳癌、消化道肿瘤及泌尿道肿瘤等中均有表达过度的现象。这种情形也见于血液恶性疾病，如淋巴瘤、多发性骨髓瘤及白血病(图7)。

之后眼科医学界发现，既然Avastin可有效降低患者血中VEGF的浓度，且毒性不大，开始用于黄斑部新生血管病变。由于效果显著，约有近半数的患者视力获得改善，九成以上的患者视力维持稳定，可以说是黄斑变性治疗的一大突破，于是已逐渐取代光动力学疗法，在美国这项医疗也被纳入保险给付中。Avastin除了对老年黄斑变性有效之外，其他原因的视网膜下新生血管，如高度近视所造成的也有疗效，另外对糖尿病及血管阻塞所引起的黄斑水肿也

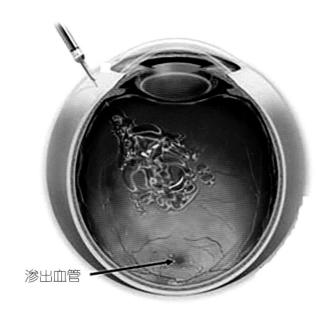

渗出血管

图7　Avastin是一种抗血管内皮细胞生长因子，注射于玻璃体内，可以治疗老年性黄斑变性，副作用少、效果佳

可有效减少黄斑部积水。其他的眼新生血管病，如增殖性糖尿病视网膜病变、虹膜新生血管症也都有控制的效果。

目前 Avastin 这项治疗，每个月一次注射，注射方式为玻璃体内注射 (intravitreal injection)或结膜下注射(subtenon injection)。由于治疗效果因人而异，因此并无固定疗程，其效果出现于注射一个月内。有些患者可能在注射几次后，病灶即趋稳定，但有些病例则可能需要长期连续治疗才能维持视力。因此定期的检查以评估疗效及决定后续治疗的时间点是非常重要的。如效果逐渐降低，建议再注射，且须观察眼压并与医生配合定期回诊检查，注意有无眼内感染、视网膜脱离、白内障等问题出现。

老年黄斑变性的预防

老年人想要预防黄斑变性，平时可多吃含抗氧化成分的食物，诸如胡萝卜素、叶黄素、玉米黄素、锌、维生素C等食物，同时少直视强光或太阳，出门记得佩戴防紫外线眼镜，少抽烟、少发脾气、控制血压，减少血中胆固醇，还有近视度数达到600度以上者，每年应定期检查眼底的视网膜，预防老年黄斑变性悄悄到来。

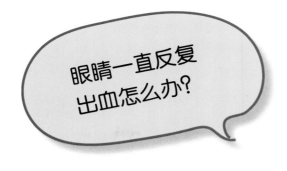

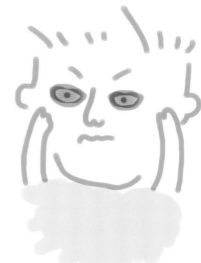

糖尿病视网膜病变

启泰先生今年65岁了，原本自己觉得视力还不错，但是，最近几周以来，眼睛却时常出血，红红的一片，看起来很吓人。启泰先生发现，除了表面的出血一直不好之外，最近觉得出血的眼睛渐渐看不清楚了。这时他才很紧张地跑到眼科，想请医生帮他看看，到底是出了什么问题。

医生帮启泰先生做了一连串的视力检查："启泰先生，您本身是不是有糖尿病呢？"原来启泰先生有糖尿病，但最近血糖控制非常不稳定，而且没有定期回医院追踪治疗，眼底检查也发现，这次不止是结膜下出血，整个玻璃体也充满了血块，遮蔽住视线了。

究竟该如何解决启泰先生眼睛出血的问题呢？

严重程度	★★★☆☆	
治疗难度	早期★★☆☆☆	晚期★★★☆☆
传染程度	☆☆☆☆☆	
可能症状	视力变差　失明	
治疗方式	🔪手术　💊用药	
治疗时间	短期	
治疗费用	★★★☆☆	

由于治疗糖尿病的降血糖药物如胰岛素等的发展，使得糖尿病患者的死亡率越来越低，相对来说也让糖尿病患者越来越有可能发生视网膜病变。

至今糖尿病视网膜病变已成为糖尿病患者很容易发生的一种眼疾，大约有一半的糖尿病患者会发生视网膜的问题，其他像糖尿病引发的视神经病变、青光眼、白内障等，使得糖尿病患者失明的可能性是一般人的20倍以上。

糖尿病视网膜病变的成因与种类

其实糖尿病是一种会破坏全身微血管的疾病，只要是微血管供应丰富的器官，就易受到伤害。因此，长期罹患糖尿病的患者肾脏、心脏都会出现问题，末梢血液循环不良，供应感觉神经的血液循环不佳，也会有神经病变，是一种全身性的伤害。

因此，糖尿病视网膜病变是糖尿病侵犯眼部视网膜的并发症之一，由于患者长期血糖控制不良，进而破坏视网膜血管，于是就造成视网膜组织的永久伤害。

糖尿病

小辞典

糖尿病是人体因胰岛素不足所导致的一系列病症。胰岛素是由胰脏内的胰岛B细胞分泌而得名，它能帮助调节糖的代谢，控制人体内血糖的平衡。也因此一旦胰岛素因任何原因造成分泌不足，就会产生血糖控制的问题。

糖尿病是由于病患的尿液中含有葡萄糖而得名，也就是一般常说如果尿液引来蚂蚁，就有可能是得了糖尿病。糖尿病患者常见的症状是"三多一少"，也就是吃得多、喝得多、尿得多，但体重却越来越少，此外血糖值也会非常高。

糖尿病在医学上分为四种类型：

1型糖尿病：由于自体免疫系统破坏了产生胰岛素的胰岛B细胞；一般采用饮食控制配合使用人工合成的胰岛素来治疗。

2型糖尿病：单纯的胰岛B细胞功能衰退，或是因为组织细胞与胰岛素不能正常结合(称为胰岛素抗拒)，导致葡萄糖难以进入细胞，只能留在血液中，造成血糖值增加；一般采用饮食控制配合使用人工合成的胰岛素来治疗。

妊娠糖尿病：跟2型糖尿病的原因很像，组织细胞与胰岛素不能正常结合，但胰岛素抗拒是由于妊娠期妇女分泌的激素造成的。一般来说，这类糖尿病会在生产后自行消失。

其他类型糖尿病：包括胰岛B细胞基因缺陷导致胰岛素分泌有问题、遗传性胰岛素抗拒、胰岛B细胞所在的胰脏出问题、激素失调造成胰岛素抵抗，还有任何外在物质如药物所造成的以上状况。治疗上必须根据不同的原因做不同的诊治。

糖尿病有许多长期的并发症，包括心血管疾病、慢性肾衰竭、视网膜病变、神经病变及微血管病变，后者可能导致伤口难以愈合，必须截肢。男性患者也有可能出现无法正常勃起的问题。

糖尿病视网膜病变的危险因素

(一) 时间因素

罹患糖尿病时间的长短是导致糖尿病视网膜病变和病情严重度的危险因素之一。1型或2型糖尿病患者患病时间平均为5～10年，有40%～80%会并发黄斑部水肿，病史平均15年以上的患者有25%～50%会发展成增殖性糖尿病视网膜病变。

(二) 血糖控制因素

研究中指出，患者若能长时间维持良好的血糖值，则有60%的患者病变症状可以得到控制或延缓，平常需检查糖化血红蛋白及饭前饭后血糖值。

(三) 怀孕因素

妇女怀孕前不管是不是糖尿病患者，或是隐性糖尿病患者，怀孕后受生长激素和其他激素影响，都有可能会使糖尿病发生或恶化，造成视网膜病变恶化速度加快。

(四) 其他因素

患者若合并高血压、高血脂、肥胖症、肾脏病等疾病，将加重糖尿病视网膜病变的进行。

糖尿病视网膜病变的种类与症状

(一) 非增殖性糖尿病视网膜病变(或称背景型糖尿病视网膜病变)

为早期的糖尿病视网膜症，在这个时期视网膜的细小血管会变窄或阻塞，这些异常的小血管会渗出血液及蛋白质液体，导致视网膜水肿或有渗出物堆积。这时候视力还未受到太大的影响，但若持续恶化下去，视力将会慢慢减退。特别是渗出物集中在黄斑部而引起的黄斑部水肿，将会使之后的视力受到影响，这也是造成糖尿病患者视力下降的最主要原因(图1、图2)。

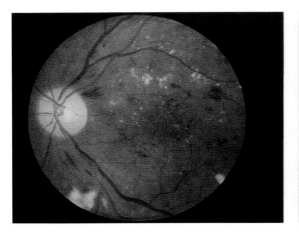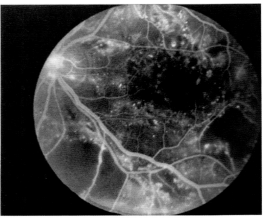

图1 糖尿病视网膜病变。左图：非增殖性的糖尿病视网膜病变，可见块状红色血块及黄色的蛋白质渗出物；右图：同一位患者同部位的视网膜血管荧光摄影

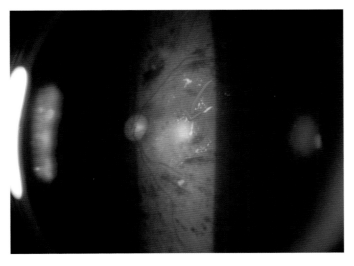

图2 黄斑部水肿：非增殖性糖尿病视网膜病变，有时产生的渗出物集中在黄斑部而引起的黄斑部水肿(箭头处)，将会使往后的视力受到影响，这也是造成糖尿病患者视力下降的最主要原因

(二) 增殖性糖尿病视网膜病变

新生的异常血管在视网膜表面，或在视神经头开始生长的时期，因为这些新生血管的血管壁脆弱，较易破裂造成血液流到玻璃体中，当玻璃体因出血混浊时会挡住光线，从而引起视力下降甚至失明(图3)。

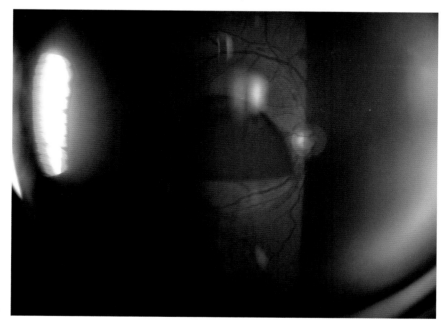

图3　玻璃体积血

此外，这些异常的血管会长成结痂组织，而这些结痂组织会拉扯视网膜，造成牵引性视网膜脱离。不正常的新生血管也会沿着瞳孔边缘的虹膜组织生长，阻碍房水的排流而引起新生血管性青光眼，这类的视网膜病变是较严重的，大概有20％的糖尿病患者会产生这种病变，造成视力丧失。

总体而言，视网膜病变的初期症状会有点状出血、渗出物、血管扩张、视网膜水肿现象，到了末期会有新生血管产生，有玻璃体积血、视网膜脱离的危险，需要3～6个月时间定期至眼科医生处检查，如发现有早期症状须尽快处理治疗，以减少失明的危险。

糖尿病视网膜病变的治疗方式

目前最主要及有效的治疗方式以激光治疗为主(图4、图5)，必要时实行手术治疗为辅。激光治疗的目的是减少黄斑部水肿和控制新生血管增生，并促使新生血管萎缩退化，以避免玻璃体积血和后续一连串的并发症(图6、图7)。

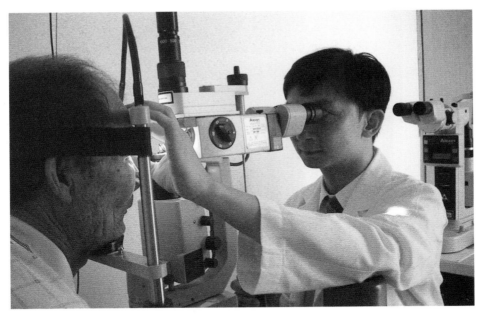

图4　在暗室做糖尿病视网膜病变激光治疗时的情况。通常全视网膜激光治疗一只眼需分为3次来完成，每次间隔时间约1周，所以做完两眼的激光治疗有时需2个月的时间

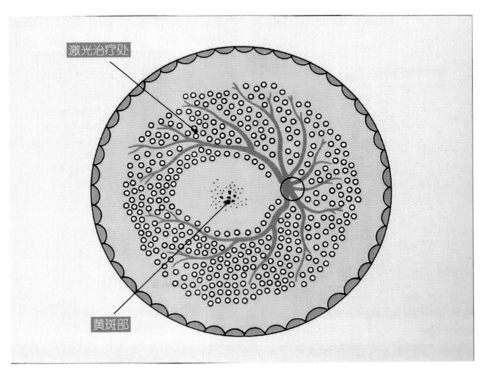

激光治疗处

黄斑部

图5　全视网膜光凝：视网膜激光所治疗的部位(黑色圆圈处)

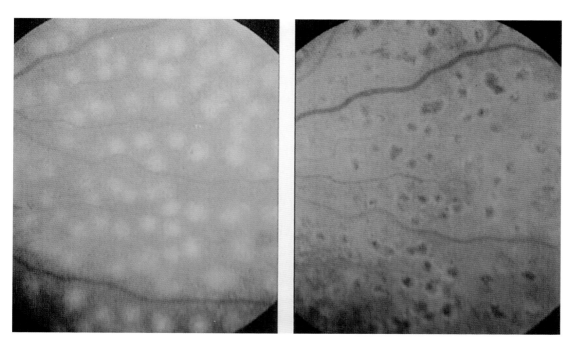

图6 激光手术后视网膜的变化。左图：视网膜光凝治疗2周后；右图：视网膜光凝治疗半年后，有结痂产生

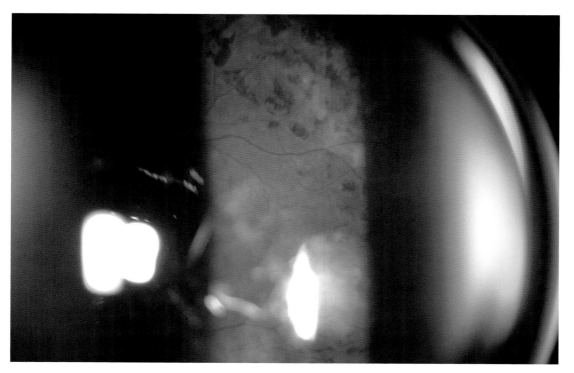

图7 做全视网膜光凝主要是使新生血管萎缩退化，避免玻璃体积血及后续一连串的并发症。原理主要是使视网膜需要耗氧的细胞减少，避免再产生新生血管，用以稳定已病变的视网膜

199

激光治疗后会有周边视野缩小及夜间视力较差的现象，不过为了稳定病情，此种副作用并不影响激光治疗效果。若患者有严重持续性玻璃体积血、牵引性视网膜脱离，或血管纤维增生，则需要施以玻璃体切割术及视网膜复位术来做治疗。

糖尿病视网膜病变的配合事项

糖尿病患者除按照医生的指示努力调整饮食、规律运动、戒烟、维持正常作息和服药外，时常监控自己的血糖控制是否良好是相当重要的。另外，也得持续找眼科医生做追踪检查，约半年一次定期接受眼底检查，以免错失最佳的治疗时机，来遏止严重的糖尿病视网膜病变。

糖尿病视网膜病变的预防

糖尿病视网膜病变既然是因为糖尿病而引发的，那么最佳的预防方式便是避免任何可能导致糖尿病的生活习惯，像是避免食用太多高糖、高盐、高油、高脂肪、高胆固醇、高淀粉、重口味或是过于精细的食物，用餐以不过饱为原则，同时要戒烟、戒酒。平常饮食应注意多摄取高纤维的食物，多喝水、多运动，便可使自己远离这个并发症多且麻烦的疾病。

特别要注意的是怀孕与遗传因素造成的糖尿病，由于这两者可能发生在具有良好饮食控制的人身上，因此注意自身健康状况，定期做健康检查，才能有效避免糖尿病及糖尿病视网膜病变发生的可能。

眼睑良性肿瘤

　　鳞状细胞乳头状瘤是眼睑最常见的良性肿瘤，可在成年人或老年人中发生，也可能发生在儿童，一般多发生于眼内眦部、睑缘、泪阜或穹隆结膜处，也可见于眼睑皮肤。临床症状为皮肤隆起肿块，基底较宽，表面呈乳头状，有时可见肿瘤内的血管。为了外貌上的美观，建议治疗方式为手术切除，并加以烧灼以达彻底移除肿瘤细胞并止血(图1)。

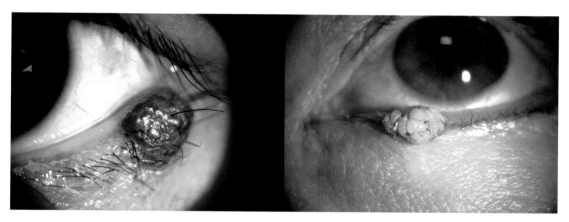

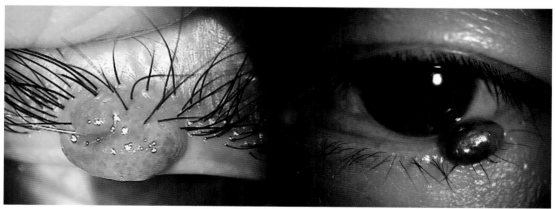

图1　各式各样的眼睑良性肿瘤

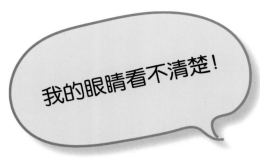

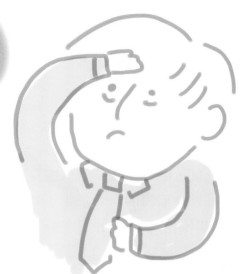

我的眼睛看不清楚！

高血压性视网膜病变

永俊先生是个非常忙碌的业务经理，工作上承受相当大的精神压力，加上饮食及作息不正常，日积月累下来，对身体造成沉重的负担。在一次健康检查中，被诊断出有高血压。

但是永俊先生自认为还年轻，应该没有太大的问题，所以不以为意。直到一天在工作的时候，突然眼前一阵黑，昏了过去，被送到医院治疗，这才惊觉事态严重。

那次治疗之后，永俊先生发现，他的视力变差了，原本1.0的视力，现在却变成了0.3，永俊先生觉得很奇怪，自己明明只有高血压的问题，为什么视力会突然不好呢？

严重程度	★★★★☆
治疗难度	早期★★★☆☆　　晚期★★★★☆
传染程度	☆☆☆☆☆
可能症状	视力变差　　失明
治疗方式	用药　　手术
治疗时间	长期
治疗费用	★★★★☆

许多人印象中的高血压只出现在较为肥胖的中老年人身上，但现今社会竞争日趋激烈，部分产业如高科技行业的上班与加班时间越来越长，休假天数却越来越少。还有年轻人饮食与生活习惯越来越差等因素的影响下，高血压的患

者平均年龄越来越低，因此由高血压所产生的视网膜病变也出现在越来越多的年轻人身上(图1)。

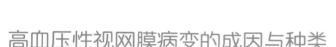

图1 高血压会引起视网膜血管问题，高血压患者应定期测量血压并按时服用药物

高血压性视网膜病变的成因与种类

高血压是一种全身性的疾病，虽然这些年来不断有新的血压控制药物出现，但高血压仍是死亡率前几名的健康杀手。其所引发的血管病变，除了心脑血管疾病、肾衰竭外，还会影响视神经和视网膜，导致视力障碍甚至失明，其严重性不可小觑。

高血压之所以会产生许多可怕并发症的原因，就是它所诱发的血管病变。高血压最初引起的病理变化，是主动脉和其他大、小血管发生硬化，进而导致大脑、心脏、肾脏的损坏，以及视网膜小动脉的硬化。

眼球内的视网膜是产生视觉的重要部分，视网膜上成千上万的神经细胞，依赖于视网膜上散布的血管系统，所以一旦视网膜上的血管系统发生问题，无法正常供给养分，当然就会对视力造成极大的影响和伤害，也就会产生所谓的高血压性视网膜病变。

高血压性视网膜病变的危险因素

高血压性视网膜病变以往通常发生于40岁以上的壮年和老年人身上，但近年来罹患高血压的年轻人也越来越多，病变的程度则与罹患高血压时间的长短和严重程度密切相关。

如果及时进行饮食、生活习惯调整，配合定期服用药物，随着血压下降和控制，视网膜出血、蛋白质渗出等病变也会随着逐渐好转。一般来说初期治疗效果都很好，但是到了晚期，治疗效果就会比较差，特别是视网膜已经产生损伤时。

高血压

　　高血压是指血压长期维持在过高的压力值，一般运动或负重之后血压会在短期内升高，但长期的高血压值则是身体健康出现问题的警示。

　　医学上将血压分成以下几个阶段：

　　正常血压：收缩压90～120 mmHg且舒张压60～80 mmHg；

　　临界高血压：收缩压120～139 mmHg或舒张压80～89 mmHg；

　　1级高血压(轻度)：收缩压140～159 mmHg或舒张压90～99 mmHg；

　　2级高血压(中度)：收缩压160～179 mmHg或舒张压100～109 mmHg；

　　3级高血压(重度)：收缩压≥180 mmHg或舒张压≥110 mmHg。

　　高血压虽然平常可能没有症状，但有时会出现后颈疼痛的问题，血压过高时也可能出现头晕甚至呕吐的现象。但高血压产生的健康问题，普遍为人所熟知的包括中风、心脏病等，但其实肾硬化、视网膜病变等也都是相当严重的问题。高血压的死亡率非常高，是十大死因的常客：

　　1. 恶性肿瘤(癌症)

　　2. 脑血管疾病

　　3. 意外事故

　　4. 心脏疾病

　　5. 糖尿病

　　6. 慢性肝病及肝硬化

　　7. 肾炎、肾征候群及肾性病变

　　8. 肺炎

　　9. 高血压

　　10. 慢性下呼吸道疾病

高血压性视网膜病变的种类与症状

高血压性视网膜病变可分为四级：

1. 1级：微小动脉血管变窄。

2. 2级：微小动脉血管明显变细，且与静脉交会处有局部收缩和压迫现象。

3. 3级：血管收缩范围更大，出现视网膜出血和蛋白质渗出(代表局部视网膜缺血损伤)(图2)。

4. 4级：3级的症状再加上视网膜水肿及视神经视盘水肿(图3)。

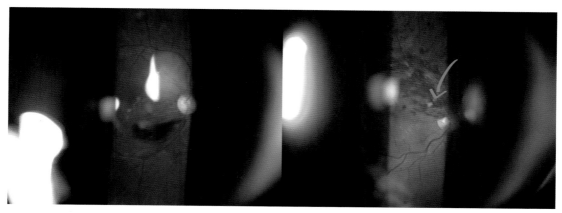

图2　视网膜分支静脉阻塞导致出血。左图因动脉硬化压迫静脉导致静脉血液回流不畅而出血；右图有同样的状况，且合并有蛋白质渗出物(箭头处示黄色渗出物)，代表视网膜有局部缺血操作的情形，此时需要激光手术治疗，以免产生新生血管性青光眼等后遗症

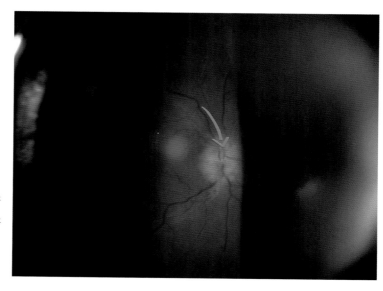

图3　视神经视盘水肿：箭头处视神经视盘水肿成2倍大且边缘变得模糊不明显

高血压性视网膜病变的治疗方式

治疗高血压性视网膜病变的当务之急就是要控制患者的高血压，一旦血压控制良好，高血压性视网膜病变也自然会随之改善。

若视网膜上大量出血超过3级(图4)，则须接受激光手术治疗，这类治疗可在门诊中直接进行，不需住院。

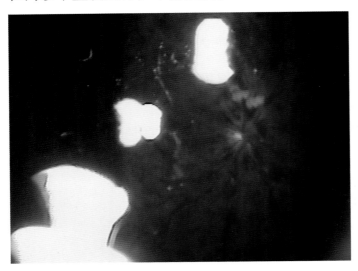

图4 视网膜中央静脉阻塞：高血压病患因视网膜静脉阻塞造成视网膜大量出血，此时需要接受激光手术治疗并配合口服抗凝血剂或抑制血小板的药物；且密切注意全身性血管问题，因为脑中风、心肌梗死等疾病发生的概率也会大幅提高

高血压性视网膜病变的预防

在预防方面，最重要的还是要控制血压，必须从饮食、运动、高血压药物，并配合生活方式的调整及定期身体检查等方面多管齐下，才能达到血压控制的最佳效果。若已经有视网膜血管阻塞或出血的问题，则须合并口服抗凝血剂或抑制血小板的药物；并密切注意全身性血管问题，因为脑中风、心肌梗死等疾病发生的概率也会大幅提高。

第二大预防原则，就是要定期接受眼底检查。眼底视网膜血管是全身唯一能用检验镜检查到的血管，也是循环系统的末梢，因此医生进行眼底检查的目的，就是透过眼底视网膜动脉的变化，来了解全身动脉硬化的程度。所以高血压的眼底检查，为疾病的早期诊断、病期、治疗及判断提供了很重要的参考依据。

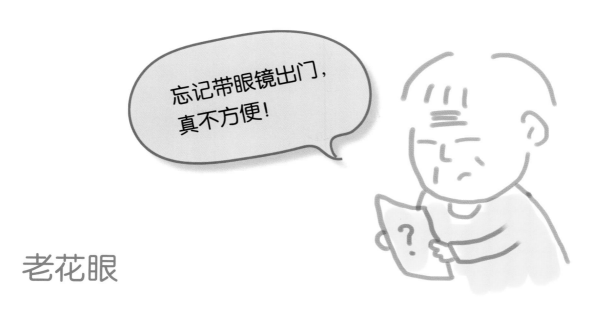

老花眼

"林董，好久不见，您好！请问您今天要申办什么业务？"

"哦，我要转账！小菁小姐，你们有没有老花眼镜，我今天匆匆忙忙忘记戴老花眼镜出门了，这表格字体那么小，看不清楚，一直写错……"

"哦，老花眼真的会给生活带来许多困扰，我已经48岁，本身也是近视眼，一年前开始明显发现对焦困难，看电脑、看书都需要调整不同焦距，眼镜拿来拿去很不方便，不同距离又要用不同的眼镜度数，配了四五副眼镜，有的放车上，有的放办公室，家里也要放，但临时出差开会还是会忘记带，真的是非常困扰。后来有朋友介绍说她接受了最新的老花眼手术，一次解决了她看远看近不清楚的困扰，她现在长驻在国外，生活非常方便，整个人都轻松了起来。看她这么轻松自在，我半年前也做了详细的检查及评估，接受了老花眼手术治疗，术后恢复非常良好，现在都不用戴眼镜了，日常生活好方便，再也没有临时找不到眼镜的困扰了呢！"

"是啊！不是只有找不到眼镜、写错字，转账如果差一个零就坏了！连去餐厅点菜都会看错菜单，我也不过才50岁，就被笑话是半百老人了，看来真的是要好好解决一下我的老花眼问题了。"

老花又称为老视，老花眼是眼睛因老化而产生的，因此随着年龄的增长，老花眼几乎是不可避免的事，但适当的保养的确可以延缓老化，延后老花眼的发生。老花眼通常不会带来其他的困扰，只不过有些人因为"不服老"，不肯戴老花眼镜进行矫正，可能恬得其反，会给自己带来一些额外的麻烦。

严重程度	★☆☆☆☆
治疗难度	★☆☆☆☆
传染程度	☆☆☆☆☆
可能症状	视力变差
治疗方式	配镜矫正
治疗时间	长期
治疗费用	★☆☆☆☆

老花眼的形成

老花眼的形成是因为晶状体的调节能力变差，睫状体功能下降造成的。平常我们眼睛看到东西是光线通过玻璃体后，把影像聚焦在视网膜上，而晶状体则是调节远近焦点的构造，年轻人的晶状体柔软而有弹性，所以有很好的调节能力，可随时应付远近的焦点差距，但在40岁以后，晶状体开始退化变硬，而无法将远近不同的特体影像清楚地投影在视网膜上。这时候便会出现看近距离的物体模糊，尤其在阅读书报时显得力不从心，但是看远并不受太大影响，这就是老花眼了。

很多人在得知自己有老花眼时，仍想抓住青春的尾巴，希望能用药物、饮食或训练来阻止老花眼的发生。我们的晶状体，终其一生无细胞的流失，但新加入的细胞使晶状体犹如树木的年轮一样，随着岁月一直累加，因此到了40多岁，因晶状体的"年轮"增加弹性减小，无法很好地调节对焦，导致老花眼的形成。而随着年纪的增加，老花眼的程度也愈严重。晶状体的"弹性"因变形且死去的细胞层一直叠加上去，而致调节能力随着岁月的增加不断变差(图1)。

而老花眼又可以说是白内障的前兆，因为晶状体愈来愈厚，愈来愈混浊，到了七八十岁时，几乎每个人都有可能发生白内障(图2)。在临床上，老花眼38～40岁开始，症状是看近易疲劳、视力模糊、对焦困难，看近距离的书报或计算机易失焦、头痛，看近时将眼镜拿掉反而会比较清楚，这些都是老花眼的表现。根据之前所叙述的，每个人都会发生老花眼，不管你吃什么东西保养，都会有老花眼的困扰，谁也逃不出这个自然老化的宿命，所以老花眼也是"正常"的表现。

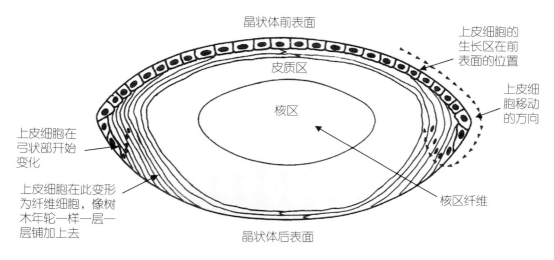

晶状体前表面

皮质区

核区

上皮细胞的
生长区在前
表面的位置

上皮细
胞移动
的方向

上皮细胞在
弓状部开始
变化

上皮细胞在此变形
为纤维细胞，像树
木年轮一样一层一
层铺加上去

核区纤维

晶状体后表面

图1　晶状体的老化

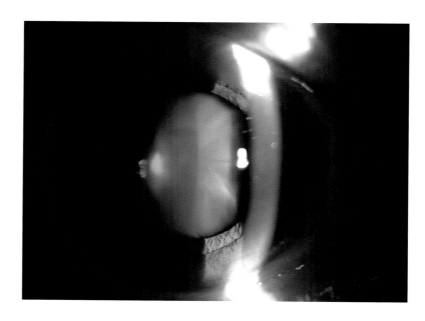

图2　晶状体混浊

老花眼的矫正

目前最有效地改善老花眼的方法就是佩戴老花眼镜，而这也是最简单的一种方法。由于老花的程度会随着年龄的增加而变化，调节能力亦随年龄增长而降低，所以每1～2年就得换副眼镜，可以依据个人需求佩戴双焦点、三焦点或多焦点渐进式的镜片来改善。

配镜矫正是基本的方式，通常是从40岁开始就需要老花眼镜的辅助。有的人有些轻微度数的近视(如100～300度)，他会觉得自己看近处看书报时，只要把眼镜拿掉就可以看得很清楚，以为自己没有老花眼，但其实不然，他再戴起他的近视眼镜时，看近处就不清楚了！因此会有近视和老花眼可以"抵消"的误解，事实上，他是又有近视又有老花眼。

老花眼因晶状体的调节能力随着年龄而愈来愈差，所以老花眼的度数也是随着年龄的增加而愈来愈深。40岁时约100度，50岁时约200度，60岁时约300度，配镜的时候可能会因为工作距离的不同而有所调整。例如：一个50岁没有近视度数的人，看近的老花眼镜为＋200度。若是一位60岁有近视800度的人，则是看远－800度，看近时眼镜要另外配－500度(即800－300＝500)的眼镜。老花眼镜可以看远看近各配一副，或者也可以配在同一副眼镜上，即多焦点的眼镜。

老花眼镜需3～5年重配一次，因为老花不像近视眼，它会随着年纪而愈来愈深，当然镜片也需跟着调整。老花眼镜的佩戴方式不同于一般近视眼镜经常性的佩戴方式，它仅使用于眼睛看特定距离物品时，如阅读或使用计算机，因此老花眼镜经常需反复戴上拿下，偶尔还会被遗漏在某个角落遍寻不着，造成日常生活及工作上的不便(图3)。

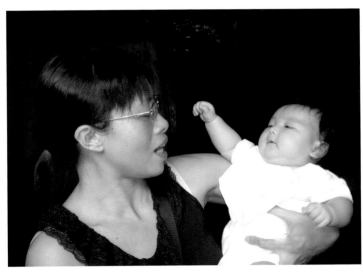

图3 老花眼若不戴老花眼镜会觉得看近不清楚，即使想看清楚小朋友的表情也只得保持一定的距离才能看到

有些人担心一旦戴了老花镜，会被人家认为已经上了年纪，或误信度数会越来越深，于是排斥戴眼镜。其实老花眼是自然的生理现象，并非戴了老花眼镜而造成的循环后果，所以若是不佩戴眼镜，长期勉力而为下去，容易导致眼睛疲劳，两眉间酸痛或头痛，甚至因此产生脾气暴躁、容易疲累等不适症状。

多焦点镜片

最早的一副远近视两用眼镜是18世纪由发明避雷针的大发明家富兰克林所发明的，经过200多年的革新，逐渐从双焦点、三焦点发展到现今的多焦点镜片。

不管是何种镜片，几乎都是将近视眼镜的部分设计在镜片的前方与上方，那是因为由于一般人在从事走路、开车等活动时多半是使用中长距离的视线，而且需要直视于较大的视野范围以免发生危险；而远视眼镜的部分设计在镜片的下方，是因为在看书或用计算机时才需要短距离的视线，而且像书本、键盘等一般都是在视野的下方，因此把老花镜的部分设计在镜片下方可说是刚刚好。

以开车为例，驾驶者的前方视野要用来注意路况，而上方视野要用来注意交通信号与路标，因此是使用近视眼镜(远方看得清楚)；而下方视野因为要注意仪表板、方向盘与变速器控制杆，因此是使用远视眼镜(近处看得清楚)。这样符合使用多焦点镜片的典型使用情境。

近来有些多焦点镜片还加入了遇到太阳光或亮光时会自动变深，遇到低光或暗处时则自动变为透明的设计，免除了使用者频频换眼镜的困扰与可能产生的危险，可说是一副抵三副，是非常巧妙的设计。

最新多焦点老花眼矫正手术

很多人在知道自己有老花眼的时候，仍然想隐藏自己的年龄，希望能利用各种方式，如食物或药物、视力训练等来改变老花眼的持续进行，但这是不太可能的。即使不近视，等到年纪大了，从40岁开始，晶状体的调节能力就会开始变差，晶状体开始退化变硬、弹性下降，随时应付远近距离的焦点差距变得困难，无法将远近不同物体影像清晰地投影在视网膜上，这时候便会出现看近距离物体模糊、阅读力不从心、对焦困难、眼睛容易疲劳、两眉间酸痛等不适症状，这就是所谓的老花眼。

随着人均年龄增加，老花眼的整体人口比例也不断攀升！大众也愈来愈渴望能治疗与预防老花。加上现在人们爱美，大家都渴望青春永驻，不希望岁数不经意地从眼睛流露，这样的趋势可以由门诊对于老花治疗的咨询热度明显看出。

为了摆脱老花眼的困扰，眼科医疗科学家们不断研发各种治疗方式，其中以多焦点老花眼矫正手术为最安全、有效的治疗方式。多焦点人工晶状体矫正老花眼的原理，是应用最新的医学光学科技，可以将远处与近处的物体同时呈像对焦于视网膜平面上，所以患者术后可以不必依赖眼镜就可以清楚地同时看远、看近。

老花眼手术的大致步骤如下：

1. 麻醉仅需点眼药局部麻醉，不必打麻醉针。

2. 医生会在角膜边缘做一个0.25 mm的小切口。

3. 利用新型的超声乳化术，将患者失去调节机能的晶状体吸除干净。

4. 再将多焦点晶状体植入原来的晶状体囊袋内，取代原本丧失功能的晶状体。

5. 手术过程15～20分钟，无疼痛感，只要放轻松即可。

6. 第一只眼手术后1～2星期，待度数确定稳定时，再接受第二只眼手术，手术间隔不宜过长，以免造成两眼不平衡。

7. 合并散光的患者，医生会依需要来调整散光，使患者视觉质量更佳。在手术稳定后，医生会视需要进行度数微调(可以合并使用激光手术)，让患者的视觉更清晰(图4～图7)。

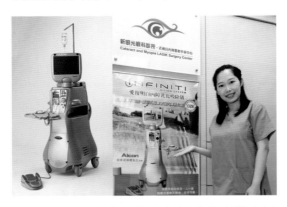

图4 抗老花手术的优点：提升患者的生活满意度，符合患者的视力需求，帮助患者享受日常生活，不必携带眼镜，隐藏年龄，美化外表！即便到七八十岁，也不会需要再做白内障手术了

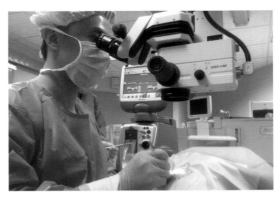

图5 利用新型的超声乳化术治疗老花眼

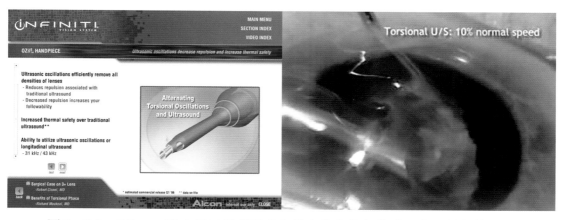

图6　2.2～2.5 mm微小切口超声手术合并多焦点黄色非球面人工晶状体植入

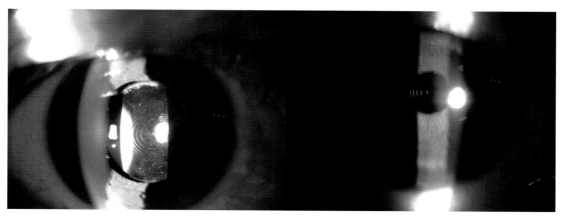

图7　植入多焦点人工晶状体后的状况：可见多焦点人工晶状体取代原本老化的晶状体部分，左图为散瞳后，右图为平常的状况；利用瞳孔的大小来调节看远看近的功能

　　因为这样的手术方式，不需要打眼球后麻醉针、不需缝线，也不用住院，手术后视力恢复快，同时还可以一并解除以后白内障的问题，年纪更大时也不会产生白内障。无论手术前是近视加老花还是远视加老花，手术之后，不需要再佩戴眼镜就可以方便地看远又看近，提供长时间又稳定的清晰视力，是有老花眼而不想佩戴老花眼镜患者的最大福音！

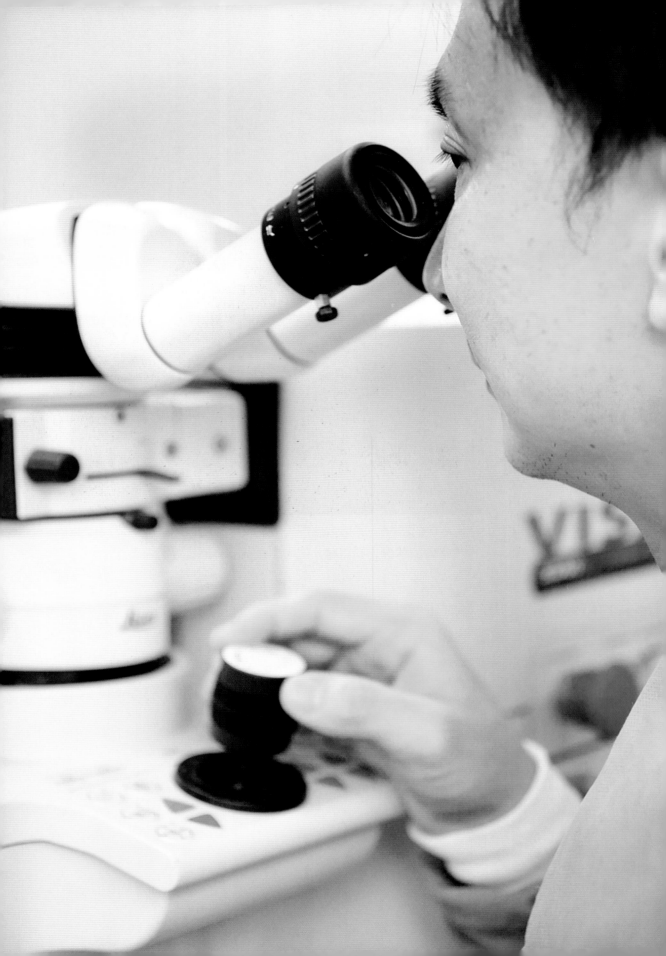

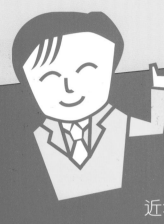

开发篇

近年来眼部整形手术蔚为流行，除了手术之外，越来越多生物科技产品让我们可以轻松拥有晶亮眼眸。但是对于这些时代下的产物，还是要有基本认识及正确的使用方法，才能兼顾健康及美丽。

眼皮美容及矫正手术

一、双眼皮手术

五官轮廓的美丑，作为"灵魂之窗"的眼睛占有不小的地位，美丽动人的眼睛固然会说话，然而松弛下垂的眼皮却令人"望而却步"。想要有一双炯炯的眼睛吗？双眼皮形成术可以帮你完成这个愿望哦！在学术上，所谓割双眼皮的手术也就是重睑术、双眼皮形成术，眼皮手术的目的是希望用人工的方式，将眼皮褶痕固定在眼睑板或眼睑筋膜上，当眼睛睁开时，同时带动眼皮，形成一对似乎会说话的眼睛。

目前双眼皮手术的方法有两种：一种是缝合法，另一种是切开法。如果是采用缝合法，则一周后即可消肿，一个月后就可以拥有一对自然迷人的双眼皮；而采用切开法，则大概需要2周的时间才能消肿，约一个月时间就可以稳定，然而恢复状况因人、手术方式而不同。一般双眼皮都采用切开法，因为这

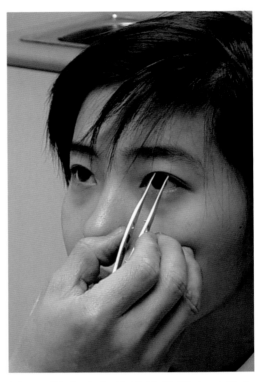

图1 眼皮手术的目的是用人工的方式，将眼皮褶痕固定在眼睑板或眼睑筋膜上

种方法不但可以去除多余的眼皮和皮下脂肪，同时也可以达到"一劳永逸"的目标(图1)。

(一) 缝合法(图2)

1. 手术方式：用缝合线在需要呈现双眼皮的地方，缝1针或3~5针将线埋入皮下，以缝线刺激瘢痕的产生，导致粘连，使眼睑板和眼皮相连。

2. 治疗对象：上眼皮单薄、皮下脂肪少者(年轻人)。

3. 效果：手术时间短，手术后恢复快，但是此种方式所产生的双眼皮可能只是暂时性，只能持续2个月到2年。

4. 手术时间：30分钟(局部麻醉)。

5. 拆线时间：不需拆线。

6. 术后注意事项与护理：

术后当天眼皮微肿，如有淤青，7～10天消退。

术后前三天冰敷，可减少肿胀，1～2周后完全消肿，1个月后就可以呈现自然的双眼皮。

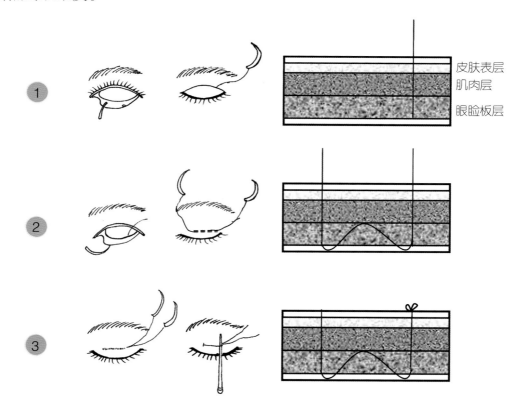

图2　缝合法：用缝合线在需要呈现双眼皮的地方，缝1针或3～5针将线埋入皮下，用缝线刺激瘢痕的产生，导致粘连，使眼睑板和眼皮相连。这样眼睛睁开时就有双眼皮产生了

(二) 切开法(图3)

1. 手术方式：除了固定眼睑板与眼皮，还可以同时将多余眼皮与脂肪切除，并且使用缝线，将眼皮与眼睑板固定，使双眼皮不易消失。

2. 治疗对象：上眼皮肿厚，皮下脂肪较多者，或眼皮较松弛者(年纪较大者)。

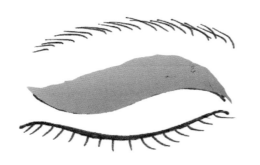

图3 双眼皮切开法：灰色部分为切除区，此法优点为可切除过多松弛的眼皮及皮下脂肪，再造一个双眼皮

3.效果：手术时间较长，效果持久，而且可以同时切除多余脂肪及松弛皮肤，但手术后眼皮水肿时间长，恢复时间需较久。

4.手术时间：1～2小时(局部麻醉)。

5.拆线时间：7天后拆线。

6.术后注意事项与护理：

手术后前3天冰敷，并保持伤口干燥。

手术后第3天会开始消肿，如果有瘀青的话，7～10天也会消退。

7天后拆线，2～3周后就可以完全消肿，2个月后就看不太出来了！

术后使用的药膏内含消炎成分，可以使伤口愈合得很好，减少瘢痕产生。伤口涂抹药膏，每天2次。

夜间睡前避免大量饮水，以免造成眼睛水肿。

双眼皮手术的后遗症

双眼皮成形术若手法不当，有可能会形成较明显的瘢痕、两侧眼皮不对称、脂肪切除过多导致眼睛深陷、眼皮切除过多造成眼皮外翻、眼皮无法密闭或完全张开，甚至因眼球后血肿压迫视神经造成眼盲等。不过这些后遗症发生率极低，所以想要拥有双眼皮的男生女生们，应该多多咨询，找到合适的医生帮你完成这个愿望(图4～图8)。

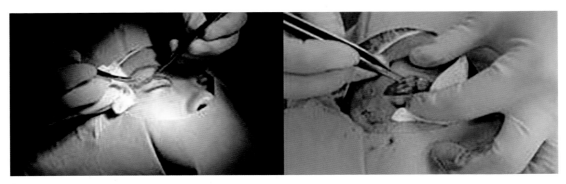

图4 双眼皮切开法：上眼皮肿厚，皮下脂肪较多者，或眼皮较松弛者，手术可以剪去多余的眼皮组织后，再缝合眼轮匝肌

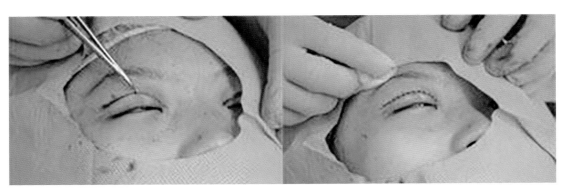

图5　缝合眼轮匝肌后，再缝合外眼皮，就完成双眼皮手术了

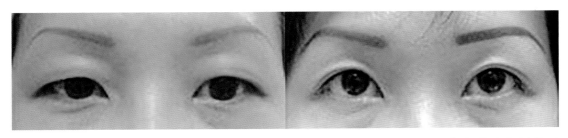

图6　32岁的林女士双眼皮手术前(左图)，双眼皮手术4周后(右图)，眼皮水肿消失得差不多了，看起来自然许多

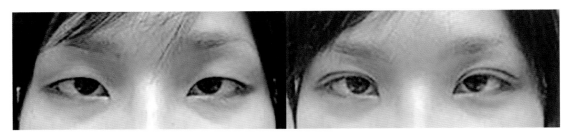

图7　20岁的何小姐双眼皮手术前，眼睛较无神(左图)；双眼皮手术1周后(右图)，拆线当天(约手术后1周)，眼睛变大且变成迷人的双眼皮美女了

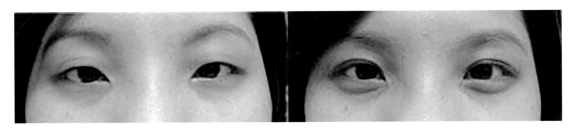

图8　22岁的唐小姐双眼皮手术前(左图)，双眼皮手术后2个月(右图)，变成标准的双眼皮美女了

二、眼袋手术

东方人的外貌，最早呈现老态的地方就是眼袋的部分，除了少部分人因为遗传体质而导致，大部分的人都是二三十岁以后，下眼袋才逐渐长出来，所以小心别让眼袋泄漏你年龄的秘密！眼袋是由眼下皮肤转变所致，有时是因为遗传，有时则是因为年龄的关系。眼睑的皮肤相当细致且松散，随年龄逐渐增长，深层的组织和肌肉变得松弛，深层的脂肪堆积并推向柔弱的肌肉，使得松弛的组织膨胀，下眼睑折叠，就形成了眼袋。

眼袋分为两类：一类为年轻型眼袋；另一类为老年型眼袋。年轻型眼袋，多半是遗传，没有什么特殊的形成原因。从解剖学上来说，年轻型眼袋，主要是眼轮匝肌肥厚造成的，眼轮匝肌就是围绕在眼睛周围的肌肉，负责眼睛的睁开与闭合。

另外，老年型眼袋，顾名思义就是随着岁月的增加而逐渐形成的。年龄愈大，眼睛周围的皮肤会愈松弛，皮下的肌肉层也会愈松弛，当然支撑脂肪的结缔组织也会跟着松弛。所以形成老年型眼袋的最主要原因有三种：(1)下眼皮部分的皮肤松弛；(2)肌肉层松弛；(3)脂肪层的下垂(图9)。

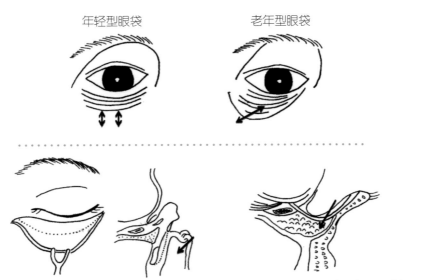

年轻型眼袋　　　　　　老年型眼袋

外切口法祛眼袋整形术：需由下眼皮外表进入，可剪除外表过松的眼皮

内切口法祛眼袋整形术：经下眼结膜拉开，如剪头所示，往下往内将多余脂肪抽出

图9　眼袋分成年轻型眼袋及老年型眼袋，眼袋的手术方式可分为内切口法及外切口法

预防眼袋小秘方

1. 做吸脂手术会有不错的效果：眼袋是眼部脂肪囤积所造成的。这也和本身体质有很大的关系，遗传因素占很大比重。如果眼袋真的很严重，在脸上很明显，或显出老态，去做一下吸脂手术会有不错的效果。

2. 睡前喝水要适量且要有充足睡眠：容易产生眼袋的人应该多运动，或常做脸部、眼部按摩，帮助局部血液流畅，并且尽可能少吃过咸或过辣的食物。睡前吃太多口味过重的食物，喝太多水，也是形成眼周水肿和眼袋的原因哦！

3. 减少搓揉眼睛：很多过敏性结膜炎的患者喜欢搓揉眼睛，长年下来也会使眼皮松弛，皮下脂肪也容易鼓出，这样也容易造成眼袋(图10)。

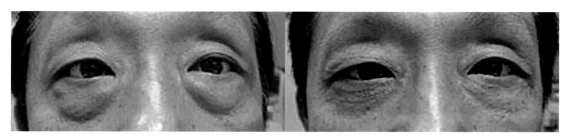

图10　55岁的陈先生下眼袋手术前见左图，下眼袋手术4周后(右图)，解决呈现老态的地方，看起来似乎年轻了许多，神采奕奕

三、肉毒杆菌在眼科上的应用

(一) 小细菌大功效

自从整形风潮兴起后，肉毒杆菌已经成为家喻户晓的神奇药品了。它不仅可以达到除皱、紧致肌肤的效果，且费用不高也不需要开刀，让许多想变年轻的人士趋之若鹜。

肉毒杆菌毒素可使肌肉收缩功能呈现暂时性的减弱或麻痹，而达到肌力平衡的目的，使被注射的肌肉皱不起来，因此，它具有消除动态皱纹的功用，所谓的"动态纹"就是因肌肉收缩而产生的皮肤皱褶，例如抬头纹、皱眉纹、鱼尾纹等等。许多医生调整注射部位和剂量，以改变眉毛的形状，让眼睛变大，甚至改变脸型，让国字脸的两颊变瘦。

(二) 肉毒杆菌在眼科的应用

其实很多人不知道，这种在第二次世界大战期间曾被用来作为生物武器的毒素，最早是用来治疗斜视的，后来更进一步发展用于眼球震颤、眼睑痉挛症、半边颜面痉挛症、眼睛四周皱纹的去除。所以，并非整形界率先使用肉毒杆菌的，初期主要是用在眼科疾病上哦！

1. 斜视

斜视分为内斜视、外斜视和上下斜视等类型，病因包括先天性中枢神经系统支配不当、外伤、出血、肿瘤，以及糖尿病或高血压引起脑神经麻痹而出现的斜视等。目前，手术矫正仍是治疗斜视最常用的方法，但针对幼儿内斜视，以及头部外伤、糖尿病或高血压所引起的斜视，注射肉毒杆菌也是可行的办法之一。

头部外伤、糖尿病、高血压等因素所造成的斜视，大部分3~6个月会复原，所以不须开刀。但在复原的过程中，患者还是会有复视的症状，造成生活上的不便。因此，若使用肉毒杆菌就可免除患者复视的症状。而且等到药效消失，也正好是患者斜视复原的时候，满意程度高达85%。

2. 半边颜面痉挛症

半边颜面痉挛症好发于中老年女性，眼皮会下垂，使得眼睛不由自主地紧闭，无法张开，此症状是因为控制眼皮闭合的眼轮匝肌不正常收缩所致，严重时视线会被遮蔽，视力受影响。此种眼疾由于眨眼太过频繁，也会严重影响社交行为。目前注射肉毒杆菌是最好的治疗方法，有效期达3~6个月。

3. 眼球震颤

眼球震颤是因眼球肌肉的不自主运动，造成患者的视力不稳定。注射肉毒杆菌可减缓震颤，恢复视力。

4. 消除眼部皱纹

对于很多想要看起来更年轻，但还不需要接受拉皮手术等较侵入性治疗的人，注射肉毒杆菌便成为很好的选择。

将适量的肉毒杆菌注射到动态皱纹的肌肉中，包括鱼尾纹、皱眉纹及抬头纹，可以让这些肌肉放松，进而减少皱纹。但注射鱼尾纹时如果扎得太深，可能会影响视力，造成复视的问题。所以想要变年轻的民众在接受肉毒杆菌注射之前，一定要慎选医生。

另外，有些人因下眼皮眼环肌肥厚造成眯眼，也可用肉毒杆菌消去肥厚的问题，改善眼睛弧度，让眼睛变大一些。

(三) 肉毒杆菌在眼科上的副作用

眼科临床应用肉毒杆菌已有丰硕的成果，但也可能造成一些副作用。例如治疗原发性眼睑痉挛可能造成眼睑下垂与复视，在其他眼科疾病的治疗上也发现一些患者出现晕眩、眼白充血、眼睑下垂、干眼症、复视、神经性皮肤炎等副作用。幸好这些副作用均相当短暂，通常2～3周内就会消失，而且比起眼部手术所引起的并发症，这些副作用相对安全得多。

一般肉毒杆菌除皱注射法

(一) 适用对象

有抬头纹、眉间纹、笑纹、鱼尾纹，以及其他动态皱纹者(图11)。

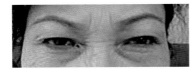
皱鼻纹

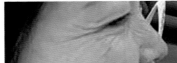
鱼尾纹

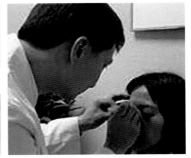

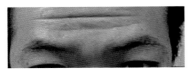
抬头纹

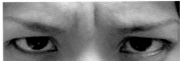
皱眉纹

图11　采用肉毒杆菌毒素(BOTOX)皮下注射，适用于年轻人、中年人的鱼尾纹、抬头纹、皱眉纹等动态性皱纹，这是不需拉皮的除皱方式。免住院、免手术，简单快速恢复您年轻的外貌，男女皆适用

肉毒杆菌除皱注射法就是使用一种细菌所产生的毒素来产生暂时性的肌肉麻痹以达到效果的；这种毒素并不是真的如毒蛇的毒液一般，产生全身的毒害，相反的，这种毒素只针对肌肉活动进行抑制，就如同把电器的电源拔掉一样，电器的功能暂时没了，等再把电源接上，肌肉就恢复正常功能了。事实上，人体的肌肉就是自己有能力把神经传导机能与肌肉之间神经冲动的抑制效果予以去除，所以这种注射术的效果并非永久性的。一般来讲，注射后的效果可以持续约6个月，6个月后，如果再次注射，去皱的效果又恢复

了。肉毒杆菌毒素注射法的使用，并没有年龄的限制，有上述皱纹的患者都可以通用。每次治疗都可以针对任何单独一个部位，也可以全部部位都予以注射。

一般来讲，注射后并不会呈现面部表情僵硬的现象，因为只针对几条产生皱纹的肌肉进行注射，并不影响整体表情的呈现。

(二) 眉间纹(蹙眉纹)、法令纹、鱼尾纹的治疗

眉间纹、法令纹及鱼尾纹是面部最不讨好的皱纹；这几种皱纹都会令面部表情呈现出焦虑、不安、未老先衰、凶神恶煞等感观，不利于人际关系；这几种皱纹的产生都源自于部分面部表情肌肉的过度收缩而连带产生皮肤上的变化，一般人在35～40岁间就会慢慢出现；但有些甚至从二十多岁开始就有此变化。虽然说这些肌肉都是随意肌(可自我控制的肌肉)的一种，但是面部表情的控制却是十分复杂的反应，在瞬间就牵引到几十条肌肉；很多人往往不自觉地就触动这些产生皱纹的肌肉，长久下来就形成了明显的纹路，此时可以考虑利用肉毒杆菌注射来做最有效率的除皱治疗。

因为肉毒杆菌注射治疗时间只需10～30分钟，注射后一般无特殊副作用，偶尔会有轻微的皮下淤青，1周内便会自然消失。只需要特别注意12小时内不要按摩被注射区域，以免造成药物扩散到不该作用的地方，而产生预期外的效果。

眼睛保健营养食品

现代科技较为发达，大家可以靠各种美容手术、衣着打扮，让自己不显出老态，但是随着年龄的增长，身体仍旧会逐渐老化，眼睛当然也不例外。在门诊，常常会听到患者说："不是50～60岁，眼睛才算老化吗？"其实，眼睛老化从年轻时就开始了，大约从30岁时开始老化，到40～50岁时，才会有较明显的症状出现。眼睛一旦开始老化，就很难恢复到昔日的清晰视力。

眼睛老化除了出现老花眼症状之外，感觉到干涩或是出现白内障、飞蚊症、黄斑变性等疾病，都是需要多加注意的。要帮助眼睛抵抗老化，我们身边有许多食物(黄绿色的蔬菜水果等)都含有抗氧化的功能，能够帮助减缓眼部的老化。

门诊常听到患者们问起"要吃什么来保养眼睛？"如果平常外食无法靠多摄取自然新鲜的黄绿色蔬菜水果及深海鱼类，从中获取一些营养素来帮助眼睛对抗老化的话，现代的眼科保健食品就成为生活中方便的补给品了。

叶黄素/玉米黄素(Lutein/ Zeaxanthin)与维生素A(Vitamin A)

我们的眼睛受到紫外线照射、随年龄退化，视网膜的感光细胞会逐渐受损，然而叶黄素等物质大量集中存在眼角膜及视网膜细胞中，有专门吸收自由基的抗氧化作用，对眼睛的视力有很大的保护作用，可以防止眼睛被氧化破坏。研究也显示，叶黄素可以降低白内障的患病率，对于老年黄斑变性、干眼症有不错的保护效果。

叶黄素及玉米黄素，听起来好像是两个很复杂的物质，但是从字面上不难看出来它们是一种存在于玉米等金黄色蔬菜中的物质。大家都知道玉米具有抗癌的效果，但其实它也具有帮助眼睛对抗老化的功效。我们平常因为接触的紫外线和电子产品很多，因此导致我们的眼睛长期受到伤害，容易快速老化及病变。而叶黄素和玉米黄素这两种物质结构相当类似，具有吸收自由基的抗氧化作用。所以对于因为长期的紫外线及光刺激造成的视网膜老年黄斑变性具有明显的保护效果。因为紫外线虽然能被眼角膜及晶状体过滤掉，但其中的蓝光却有可穿透眼角膜及晶状体直达视网膜而破坏它们的功能。而在人体中叶黄素会存在于视网膜的黄斑部，它能帮助过滤掉蓝光，避免蓝光对眼睛造成损害，因此叶黄素及玉米黄素可以防止黄斑部病变。

另外，叶黄素和玉米黄素还具有抗氧化的功能，可以防止眼睛被氧化破坏。而其他研究显示，还可降低罹患白内障的概率。不过，这些保护作用应该是在病变还未恶化前才能发挥其功效，如果晶状体混浊严重，叶黄素和玉米黄素的抗氧化作用也就无用武之地，因为叶黄素和玉米黄素无法使老化坏死的细胞或晶状体恢复，所以若是晶状体已受伤害造成白内障了，就无法再恢复到以前的状态，只能以手术的方式进行治疗。

科学家研究发现服用叶黄素的人，发生老年黄斑变性的概率降低40％。主要的原因是叶黄素在视网膜黄斑部中能消除对黄斑部色素细胞造成伤害的自由基，因而保护了眼睛的健康及视力。

另外，维生素A也是对眼睛最为重要的一种维生素，它有使眼睛适应光线的变化、维持正常功能的作用。维生素A最主要的功用就是可以调适眼睛以适应外界光线的强弱，增强夜视功能。也可以促进上皮组织细胞的生长，防制皮肤黏膜干燥角质化，使眼睛较不容易干涩。还可以增强眼部的免疫能力，加强对传染病及微生物感染的抵抗力，因此习惯佩戴隐形眼镜的人，应该要多摄取维生素A来防止眼睛的感染。更棒的是，维生素A还有治疗眼睛干燥与结膜炎的效果。而且维生素A也有抗氧化的作用，可以中和有害的自由基，让眼睛不容易老化、病变。维生素A对眼睛的好处说也说不完，因此被称为"眼睛的维生素"实在是当之无愧。

维生素A基本上可分成两种：一种为一开始即为维生素A形式的视网醇(retinol)，而这种形式只存在动物性食品中，例如：鸡肝、猪肝、牛肝、鸡蛋蛋黄、牛奶、加工奶酪等；而另一种则是我们平时常听到的，来自于植物的胡萝卜素(carotene)。而胡萝卜素中又以β-胡萝卜素(β-carotene)，转换为维生素A的效果最高。β-胡萝卜素大多是存在于黄绿色蔬菜水果中，像是胡萝卜、茼蒿、油菜、菠菜、韭菜、萝卜叶等。这也就是为什么我们常跟小朋友说要学习兔宝宝，多吃胡萝卜，会让眼睛变漂亮的原因。

但是大家可不要认为只要像小兔子一样生啃胡萝卜，就可以保持双眼的明亮哦！维生素A是一种脂溶性的维生素，需要透过油脂才能被人体吸收，因此在食用富含维生素A的食品时，还是要用油烹调过后再食用才会有效果。

叶黄素也是类胡萝卜素家族中的一员。除了从饮食中的深绿色、黄色蔬果获得之外，也可以由膳食补充品补充，市面上有许多叶黄素营养食品，各种品牌的剂量也不尽相同。目前市面上售有一些复方的叶黄素软胶囊，含有叶黄素、玉米黄素、β–胡萝卜素、维生素A、维生素E、维生素C等。一般而言，根据美国FDA建议，每天只要吃5～10毫克的叶黄素就足够了。但对于已经患有眼科疾病，如黄斑部病变、白内障、干眼症等的患者，在医生的建议下，可以搭配较高剂量的叶黄素，以使病情稳定。因为许多临床报告指出，使用30 mg的叶黄素在20～40天内，会让眼睛中黄斑色素浓度规则性地增加，血中的叶黄素浓度增加，到达一个稳定的浓度，可以在最短的时间内发挥最大的疗效。

而我们常常说的明目圣品——枸杞，其实就富含叶黄素和玉米黄素，因此确实有明目的效果喔！所以多吃一些枸杞，真的会对眼睛有很不错的保养效果。

DHA(Docosahexaenoic Acid)在干眼症、老年性黄斑部退化中的应用

干眼症及老年性黄斑部退化，也是经常困扰大家的眼疾。除了药物治疗，有时候适当搭配视力保健食品，会有很好的保养效果。有研究显示，30％的45岁以上成人饱受干眼症之苦，严重影响其生活质量及工作效率。干眼症形成的原因很多，我们在前面干眼症的篇幅中有详细说明，这里不再赘述。另外，也有研究提出50％的60岁以上老年人因为老年性黄斑部退化引起视力退化，甚至丧失视力。一旦黄斑部开始受损退化，视网膜色素细胞异常、萎缩、产生新生血管等，视力便会逐渐丧失，严重的甚至会失明。大规模长期研究及临床证实，平均每日摄取300 mg以上的DHA，也可以降低老年性黄斑部退化的风险。

DHA合并叶黄素的使用，可以使老年人黄斑部色素细胞萎缩退化的情形得到改善，令其吸收利用叶黄素的效率会更好，所以DHA合并叶黄素的使用有叠加的效果。

有些DHA的产品也会添加含有乙酰左旋肉碱(acetyl-L-carnitine)、辅酶Q10(coenzyme Q10)、枳实黄酮(citrus bioflavonoid)等配方，枳实黄酮因为所含类黄酮具有超强抗氧化作用，能够清除自由基，保护视网膜细胞的效果很好，可增加泪液分泌，减少泪液蒸发，降低干眼对角膜的伤害，同时促进角膜表面的修复。持续食用，也可以有效抵抗氧化压力及钙离子攻击眼睛神经细胞，避免眼睛感光细胞死亡，达到保护视神经、黄斑部的效果。

因此，干眼症、老年性黄斑部退化、眼科激光手术术后眼睛干涩疲劳需要

保养的患者除了平时均衡饮食，多食用深海鱼类及深绿色蔬果，定期检查追踪治疗以外，医生也会专业地建议，搭配DHA的复方保健食品，使患者的治疗效果更佳。

当然，并非所有叶黄素配方或是DHA复方产品都是安全无疑的，在购买前，最好能寻求眼科医生专业的建议，选择好品牌及标示成分清晰的产品。

糖尿病视网膜病变在患病初期建议补充的营养素：维生素 B_1+牛磺酸(thiamine+taurine)

尹先生父亲的糖尿病史已20年，自己一直相当注意血糖控制及定期检查，生活作息、饮食习惯也相当小心。直到去年因公司外派至外地，工作量大增之外，推不掉的应酬更是打乱了生活作息，原以为按时服药控制血糖即可，也对眼睛视野内时而出现的小黑点不以为意，认为自己只是疲劳产生的飞蚊症。却在春节前某天早晨，突然发现视力模糊，眼前一片黑影，紧急就诊。在医生详细的散瞳检查及参考尹先生的血糖记录表后，发现尹先生的视网膜出血，黄斑部也有水肿。医生请尹先生即刻到医院进行黄斑部激光治疗，幸好视网膜还没有大量新生血管出现。在此之后，尹先生除了更谨慎地控制血糖，眼科医生更强烈要求尹先生每3个月务必做视网膜眼底检查，因为视网膜病变是"渐进性"的，今年没有，也许明年就出现病变。

糖尿病视网膜病变，并没有药物可以治疗，只能靠患者严格控制血糖来预防。疾病的前期可用药物和维生素 B_1(thiamine)等辅助控制，近年亦有药厂研究发现，可利用增强视网膜神经保护功能的成分taurine，这种俗称牛磺酸的成分相当安全，亦被广泛运用在市售的提神饮料中，牛磺酸也是视网膜内含量最高的氨基酸(占50％～75％)，可以维持视网膜内葡萄糖代谢的恒定。这种新的组合配方(thiamine＋taurine)在疾病初期可达到加倍保护视网膜血管的作用。

糖尿病视网膜病变是现代人失明的可怕病源。目前的糖尿病治疗观念中，通常在一发现有糖尿病之后，就应立即到眼科做详细检查，以确知眼睛的健康情况。对眼部正常无并发症的糖尿病患者，医生多会建议至少半年检查一次；倘若诊断是有非增殖性的视网膜病变，便要每3～6个月就医追踪；若为增殖性视网膜病变，每1～3个月就要追踪一次；但若已经有玻璃体积血，2周就应回诊，以免视网膜脱离，造成不可逆的视觉伤害。

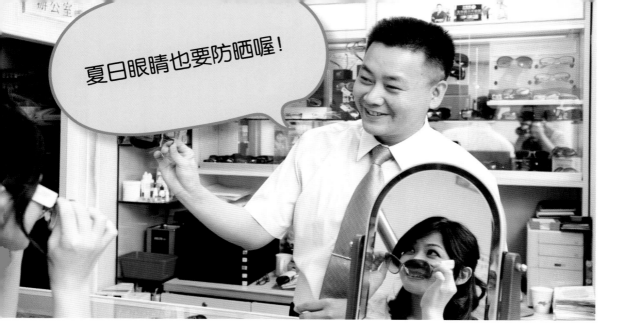

太阳眼镜的选择

　　夏日炎炎，烈日高照，戴上一副又酷又炫的太阳眼镜，时尚指数立刻加分！但是除了美丽与帅气之外，你的太阳眼镜到底能为您提供多少保护及抵挡多少紫外线呢？面对夏天的艳阳，为了保有一身美丽、白皙、健康的皮肤，我们总是会小心地选择各式各样的防晒用品，但紫外线除了对皮肤有伤害之外，常常在不知不觉中对眼睛也造成伤害。

　　您知道太阳下的紫外线会对眼睛造成何种伤害吗？您选对了太阳眼镜吗？可见光的波长依照颜色光谱"红、橙、黄、绿、蓝、靛、紫"由长至短，在紫光之外，波长小于400 nm的就是紫外线了。紫外线对眼睛会造成伤害，最常见的有白内障、翼状胬肉、黄斑部视网膜病变，这些伤害都是不可逆的，因此选择一副合适的太阳眼镜来防晒、防紫外线、防强光就显得十分重要。

　　首先最重要的，当然是选择有防紫外线的镜片才能算是真正的太阳眼镜，若只是外观造型好看，那也只能当装饰，戴着好看而已，绝不可以戴着它当成太阳眼镜使用，因为这样的眼镜会让瞳孔在遇强光时，无法适当地收缩保护，反而使强光更易进入眼睛，对眼睛造成更大的伤害(图1)。其次，选择具有一定知名度品牌的太阳眼镜，它们有较可靠的质量及较多样式可选择，选太阳眼镜也像选衣服一样，不同的年龄、性别、个性、喜好、脸型、造型、场合等，也有不同的选择，选择自己喜爱及合适的款式，应是第二重要的(图2)。

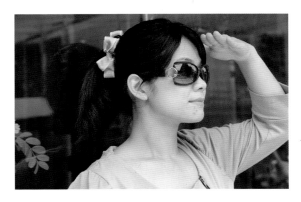

图1　选择有防紫外线的镜片才能算是真正的太阳眼镜

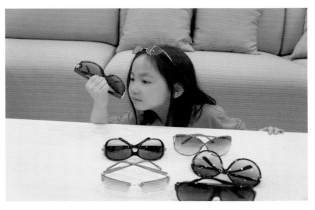

图2　选择自己喜爱及合适的款式，除了可以保护眼睛隔绝紫外线伤害外，更可以增加自己的时尚感，提升整体造型

　　然后是选择颜色，太阳眼镜依颜色不同而有各种的不同风格、时尚感和使用目的。但对于一般使用，还是建议以棕色、红色或黄色为主，这些颜色的太阳眼镜虽然会使看东西的颜色对比稍差，但不会使物体的色彩失真，而且可以增加视觉的远处立体感(图3)。蓝色及紫色的太阳眼镜就不建议使用，因为透过这些颜色的镜片看东西，会使物体的色彩失真，视力也较模糊，更无法过滤对眼睛有害的可见光蓝光的部分。

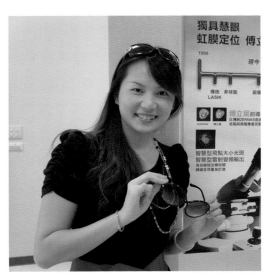

图3　建议以棕色、红色或黄色的为主，这些颜色的太阳眼镜虽然会使看东西的颜色对比稍差，但比较不会使物体的色彩失真，而且可以增加视觉的景深

最后选择的是颜色深度，颜色深度主要是防强光使人不适的功能，可以选择渐层深的，即镜片上深下浅一些，戴上之后外人看不到眼睛，以这样的深度就好，颜色太深也不建议使用。除了颜色深度以外，也可注意一下镜片表面有没有镜面涂料，这种镜片看起来有点像镜子，具有防强眩光的功能，对于常从事驾驶及户外活动人士是不错的选择。

另外，能随光线而改变颜色深度的感光变色镜片也是很好的选择，方便在城市上班的人士选择使用，不必因为外出办事后又进办公室而换眼镜，有些点长效型散瞳剂控制近视的小朋友也可选用会随紫外线强度"自动变色"的感光镜片，来克服点药水后怕光的副作用(图4)。

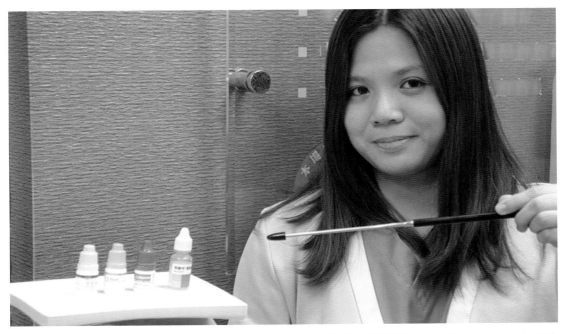

图4　点长效型散瞳剂控制近视的小朋友可选用会随紫外线强度"自动变色"的感光镜片，来克服点药水后怕光的副作用

此外还有偏光镜功能的镜片(极化镜片)，对于近视一族也是便宜又好用的，这种镜片是在镜片中加入垂直向的晶体涂料，可以附加在近视眼镜前面，也可以防紫外线、强光，又有过滤掉平行反射光的功能，这些刺眼的平行反射光常发生在如水面、道路陆地、雪地上等，它们会被偏光镜过滤掉，而达到更佳的防护效果。

戴近视眼镜的人配太阳眼镜通常需要配有近视度数的镜片，没有办法在眼科或眼镜店直接选择购买，至于颜色种类及深度选择，可以请帮您配眼镜的眼科医生或眼镜店为您做镜片染色，当然还是需要以上述的原则来制作。

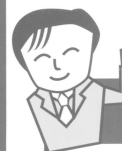

防晒的重要性

眼部的老化症状的出现除了因岁月的累积外，紫外线也是其中的重要杀手之一。其实长时间暴露在阳光下，不但容易使眼睛提前老化，患白内障的机会增加，老年得眼睛疾病甚至是失明的危险性也跟着提高。根据世界卫生组织统计，全球每年有1200万～1500万人因白内障而失明，其中300万例患者与暴露在紫外线中有关。而且，近年来也有研究发现，过量紫外线也是导致视网膜黄斑退化的主因。年轻时曾晒伤十次以上的人，十年内出现黄斑退化的比例，也比没晒伤的人要多出一倍。另外，因为臭氧层的破坏，导致现在紫外线量比以前要高出许多，因此真的要特别小心保护眼睛。适当的防晒是很重要的一环，只要戴上帽子和太阳眼镜，危险至少降低一半。所以要记得，不管是因为爱美还是为了身体健康，出门千万别忘记防晒哦！

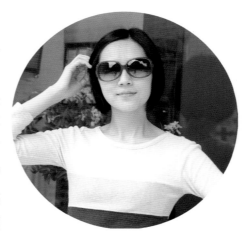

让你增加魅力的"美瞳"

周末一过，星期一的门诊出现角膜受伤的人潮，原来许多年轻爱美人士由于周末外出，偏好佩戴"美瞳"(彩色平光隐形眼镜)，让自己拥有深邃有神的眼睛，有的可以使黑眼球变大，有的可使黑眼球变成蓝眼睛……，可能让您的美丽加分不少，但是夜归时已晚，没摘下美瞳，倒头就睡，隔天起床发现眼睛红、肿、痛，就医检查才发现角膜已经破皮快要溃疡了(图1)。

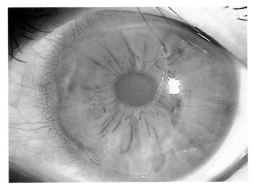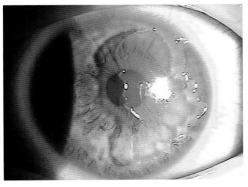

图1 角膜变色片由于透氧度不高，容易引起角膜炎、角膜破损等损伤

由于这种"美容镜片"上有添加染剂，填满透气孔隙，也降低"透氧率"，若把它当成一般隐形眼镜使用，一戴就是一整天，甚至戴着入睡，角膜即可能因缺氧而发炎，容易造成角膜炎、角膜破损等，甚至溃疡造成失明，建议使用此类镜片每天不宜超过8小时。如果溃疡的地方正好在角膜正中央，视力有可能会受到严重影响(图2)。

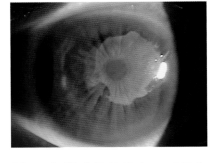

图2 角膜破损的地方，正好在角膜正中央，视力有可能会受到严重影响

不同美瞳片的制成方式也不同，一种是色素染料包覆在镜片内层(图3)，使用上较为安全，但其实透氧性大大降低。而另一种镜片是直接于镜片上染色(图4)，使用时染料色素紧贴着眼球结膜，易引起过敏性结膜炎，透氧率也不佳。因此我们建议爱用美瞳片的型男美女们，在约会、表演等重要场合时才使用，平时还是以一般隐形眼镜为主。

由于彩色隐形眼镜直接接触眼睛，因此其质量优劣非常重要。我国现行相关法规规定：隐形眼镜属于第三类医疗器械。购买时应选择有资质的医疗机构或持有"医疗器械经营许可证"的商家。

233

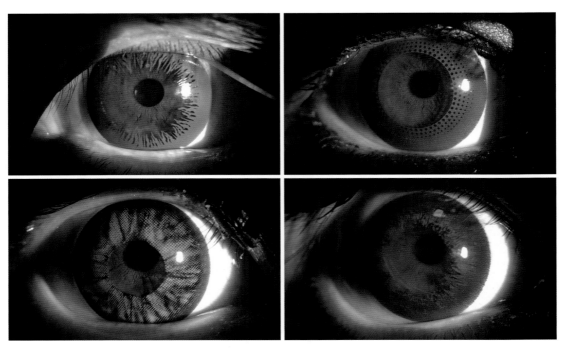

图 3　包覆式的美瞳片，有各式各样的设计

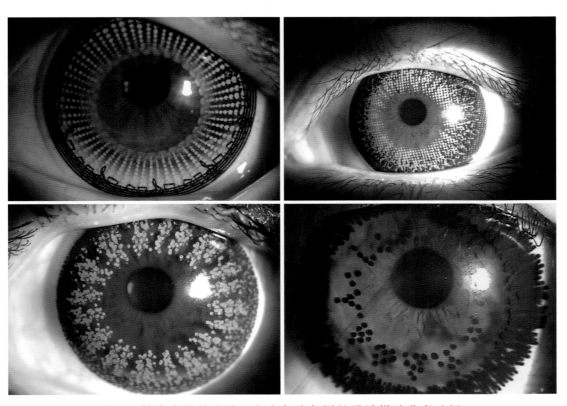

图 4　外染式的美瞳片，亦有各式各样的设计供消费者选择

参考资料

［1］ American Academy of Ophthalmology. Basic and Clinical Science Course 1999～2000 (美国眼科医学会，AAO).

［2］ David J Spalton，Roger A Hitchings，Paul A Hunter. Atlas of Clinical Ophthalmology. 2nd ed. London: Wolfe Publishing，1996.

［3］ Eye World. The News Magazine of the American Society of Cataract & Refractive Surgery，June 2011—February 2012 (美国白内障及屈光手术学会杂志，ASCRS).

［4］ Journal of Cataract and Refractive Surgery，JCRS，May 2011—February 2012.

［5］ 市田正成. 美容外科的最新发展. 东京：文光堂，2000.

［6］ 林隆光. 儿童视力保健. 台北：健康世界，1997.

［7］ 儿童视觉工作指引(2001年版). 2001.